KB260435

EBS 명의

김찬 교수의
통증
이렇게 고친다

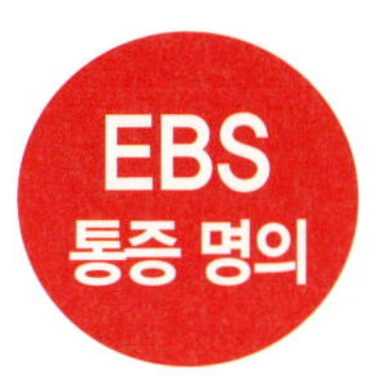

EBS 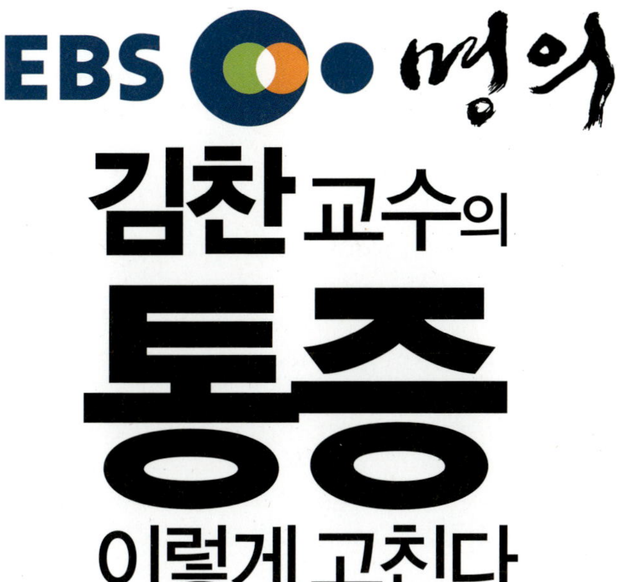 명의

김찬 교수의 통증

이렇게 고친다

김찬 지음

중앙생활사

대부분의 질병은 병이 악화되면서 통증을 수반한다. 예전에는 먼저 진통제로 통증을 조절해보고 그래도 낫지 않으면 그대로 방치하는 수밖에 없었다. 하지만 신경통증 클리닉에서는 질병의 원인이 되는 신경을 찾아내고, 신경치료를 통해 질병의 치유는 물론 통증까지 없애준다.

우리나라 병원에서 통증을 전문적으로 취급하기 시작한 것은 1970년대 초반이었다. 그러나 1980년대 말까지만 해도 암성통증이나 수술 후 통증을 조절하는 정도가 고작이었으며, 질병치료 면에서는 외국에 비해 미흡하기 짝이 없었다. 반면 당시 일본을 비롯해 유럽과 미국 등지에서는 신경통증 클리닉이 가장 각광받는 신생과로 자리잡고 있었다.

실제로 우리나라 신경통증 클리닉에서 각종 신경계 질환을 본격적으로 치료하기 시작한 시기는 1990년대 초반이었다. 그러나 이때까지만 해도 통증을 전문으로 취급하는 분야는 없었다. 때문에 일반 환자는 물론 다른 과의 의사들조차도 신경통증 클리닉에 대한 이해가 부족했던 것이 현실이다.

필자는 새로운 지식과 기술을 접하기 위해 1990~91년에 걸쳐 1년간 일본 도쿄에 위치한 신경통증 전문병원에서 연수를 하고 돌아왔다. 귀국 후 각종 통증으로 고생하는 환자들을 치료하면서 괴로움도 함께 나눴지만, 한편으로는 보람도 많이 느꼈다.

20여 년이 지난 지금 우리나라 신경통증 클리닉의 수준은 선진국에 비해 조금도 손색이 없다고 자부한다. 아니, 오히려 많은 부분에서 앞서고 있다. 필자의 병원에도 미국·호주·캐나다·일본·중국·러시아 등지에서 다한증이나 삼차신경통을 치료받기 위해 내원하는 환자들이 점점 늘고 있다.

요즈음은 과거에 비해 신경통증에 대한 인식이 많이 성숙되었다. 그러나 필자가 보기에는 아직도 미흡한 부분이 있다고 판단되어 이 책을 쓰게 되었다. 신경통증으로 고통받는 많은 분들과 관련 분야를 공부하는 모든 분들에게 실제 임상사례 중심으로 설명한 이 책의 내용이 큰 도움이 되었으면 한다.

이 책을 펴내는 데 결정적인 역할을 해준 박종운 기자와 중앙생활사 관계자 여러분께 각별한 감사를 드린다.

김찬병원장

김찬

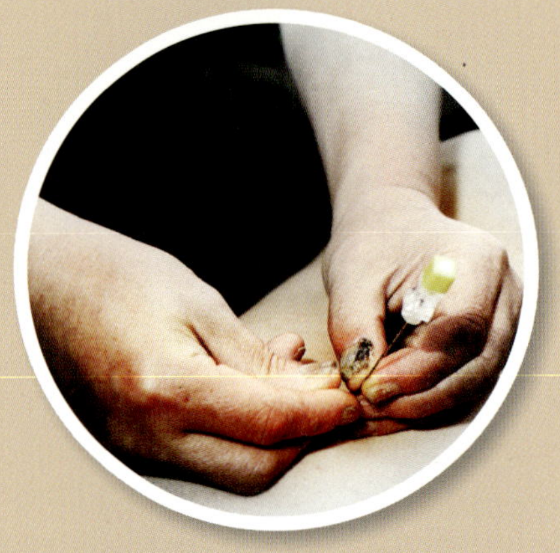

❖ 수만 번의 방사선 시술로 인해
까맣게 그을린 김찬 교수의 손.

국제통증학회에서는 "통증이란 실질적 또는 잠재적인 조직손상이나 이러한 손상과 관련해 표현되는 감각적이고 정서적인 불유쾌한 경험"이라고 정의한다. 인간에게 발병되는 질병 중에는 안면마비나 다한증과 같이 통증이 동반되지 않는 종류도 있지만, 대부분의 질병은 병이 진행되면서 어느 시점부터 통증이 동반되기 시작한다.

우리는 보통 '통증'이라고 하면 해로운 것으로만 생각하기 쉽다. 그러나 당신이 맹장염에 걸렸다고 가정해보자. 우선 통증 때문에 병원을 찾아 검사를 하고 진단을 받는다. 그리고 맹장수술을 받음으로써 마침내 질병을 치유하게 된다.

만일 통증이 동반되지 않는다면 자신도 모르는 사이 맹장염이 점점 진행되다가 결국 맹장이 터져 복막염으로까지 악화되고 말 것이다. 그리고 그제야 병원을 찾게 되어 생명을 위협받는 지경에까지 이르게 된다. 이처럼 통증은 신체의 이상을 신속히 알리고 경고하는 중요한 방어작용을 한다.

  잠재적인 조직손상을 알리는 통증이란 더 심한 손상이나 화상을 입는 것을 미연에 방지하는 것을 말한다. 통증 덕분에 손가락이 바늘에 찔릴 때 움찔하면서 뒤로 뺄 수 있고, 난로 가까이 가서 뜨거움을 느끼면 반사적으로 손을 뒤로 치워서 더 큰 화를 막을 수도 있다.

  암은 통증이 늦게 나타나는 대표적인 질병이다. 그래서 병원을 찾아도 이미 때가 늦어 생명이 위태로운 경우가 많다. 통증이 초기에 나타나지 않는 바람에 더 큰 화를 부르고 마는 것이다. 만일 암 환자의 경우에도 맹장염과 같이 조기에 통증이 동반된다면 좀 더 일찍 질병을 발견하게 될 테고, 그렇다면 수술로 완치율이 훨씬 더 높아질 수 있을 것이다.

  사람에게서 통증은 대개 화재경보기와 같다. 우리 몸에 질병이 발생하면 통증이 동반되어 질병이 진행되고 있다는 사실을 미리 알려주는 역할을 한다.

  그런가 하면 실질적인 조직손상으로 발생하는 통증은 반사적으로 근육을 수축시켜 움직이지 않게 한다. 뼈에 골절상을 입었을 때 움직이면 통증을 더 느끼는 것이 좋은 예다. 골절상은 움직이지 않아야 아프지 않고 뼈도 빨리 아문다.

  이와 같이 통증은 생체의 이상을 신속히 알리고 경고하는 중요한 방어 메커니즘 중 하나다. 따라서 그 역할을 다한 뒤에는 없어져야

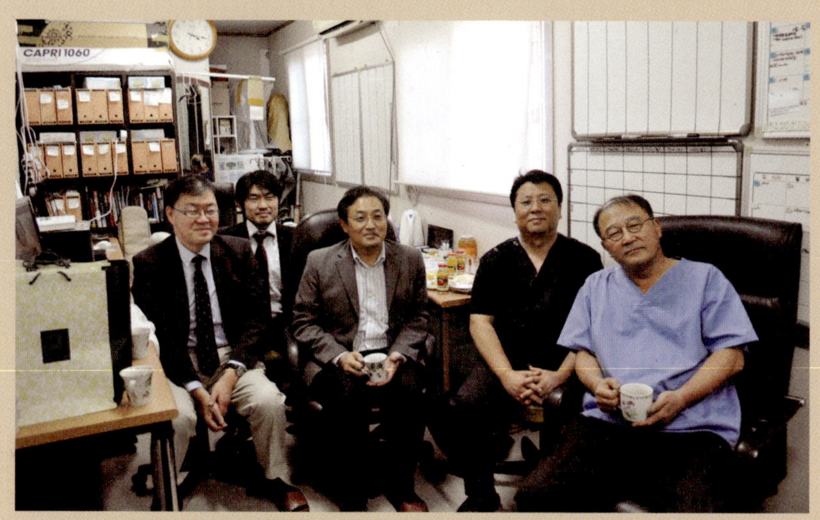

❖ **토야마 의과대학 교수진 견학방문**
삼차신경통 시술을 보기 위해 일본 토야마 의과대학 교수들이 견학방문한 모습.

한다. 그런데 통증이 계속 남아 있다면 어떨까? 이 통증 자체가 환자를 괴롭히는 하나의 문제가 되어 치료하지 않으면 안 된다.

화재가 진압된 후에도 계속 경고음을 내는 화재경보기는 더 이상 수리가 안 될 경우 새것으로 교체하면 된다. 하지만 우리 인체는 기계와 달리 그리 간단하지 않다. 우리 몸에는 자율신경(교감신경, 부교감신경)과 체성신경이 있는데, 이 중 파괴해도 인체에 해가 되지 않는 신경은 교감신경과 뇌신경의 일부뿐이다. 그밖에 다른 신경들은 파괴할 경우 여러 후유증이 발생하기 때문에 절대로 파괴해서는 안 되고 오직 신경치료로만 해결해야 한다.

예를 들면, 제5뇌신경 이상으로 오는 삼차신경통(일상생활이 불가

능할 정도로 얼굴 부위에 격심한 통증을 동반하는 질환)의 경우 삼차신경
파괴술이라는 비수술적인 간단한 시술만으로도 통증에서 해방될 수
있다.

그밖에 암성통증, 환지통, 절단된 부위의 통증, 버거병과 같은 혈
액순환장애, 복합부위통증증후군 등의 질환은 교감신경치료를 받으
면 많은 호전을 볼 수 있다. 특히 손과 발에 땀이 많이 나는 다한증의
경우 수술을 하지 않고 바늘을 이용해 교감신경파괴술을 시행함으로
써 탁월한 효과를 보이고 있다.

그러나 추간판탈출증(디스크)은 체성신경이기 때문에 신경을 파괴
하면 다리가 마비되어 걸을 수 없다. 따라서 절대로 파괴해서는 안
되고, 신경치료제(신경의 염증 및 부종을 없애주고 근육이완과 혈액순환
을 원활히 해줌)를 이용해 치료해야만 한다.

이처럼 우리 몸에 있는 신경 중에는 파괴하더라도 인체에 전혀 해
가 없는 신경이 있는 반면 절대 파괴하면 안 되는 신경도 있다. 따라
서 통증을 없애기 위해 신경을 파괴할 때는 분명히 해가 없는 신경을
선별해 시행해야 한다.

신경통증 클리닉에서는 환자의 신경에 직접 약물을 투여해 신경과
주위 조직의 부종 및 염증을 없애주고, 혈관을 확장해 혈액순환을 원
활하게 해줌으로써 축적된 노폐물을 제거해준다. 또한 긴장된 근육
을 이완시켜주며, 교감신경의 평형을 유지해 통증의 악순환을 막고
신체를 건강하게 유지하도록 해준다.

예전에는 약물치료와 물리치료 등으로 치유가 안 되는 경우에는 수술밖에 방법이 없었다. 하지만 이제는 신경통증 클리닉에서 신경치료를 시도하면서 수술 이외의 방법으로 하나 더 선택할 수 있게 된 것이다. 우선 수술 외적인 방법으로 통증치료를 해보고 그것이 만족스럽지 못할 때 최후의 수단으로 수술을 선택하는 편이 환자의 건강에도 더욱 좋을 것이다.

의술의 발달과 함께 사회·경제적 수준도 향상되어 대부분의 환자들이 이전에는 인내하고 지내왔던 수준의 통증으로부터도 벗어나기를 바라게 되었다. 주로 진통제에 의존하던 통증치료 방법으로부터 탈피하고 수술이라는 선택을 유보한 채 '지속적이고 더욱 효과적으로' 통증을 동반한 질환을 치료하는 분야가 바로 신경통증 클리닉이라 할 수 있다.

● 진정한 의사의 길을 고민하다

필자는 1990~91년에 걸쳐 1년간 일본 도쿄에 위치한 신경통증 클리닉 전문병원에서 연수를 했다. 이 병원의 신경통증 클리닉에는 수술을 받을 수 없거나 수술을 원하지 않는 각종 신경질환(삼차신경통, 다한증, 목디스크, 허리디스크, 안면마비, 두통, 오십견, 각종 신경통 등) 환자들이 비수술적인 방법으로 신경치료를 받기 위해 일본 각지에서 모여들었다.

필자가 그곳 병원에서 연수를 시작한 지 약 6개월 정도 지났을 무

렵의 일이다. 한국에서 간암 진
단을 받은 70세 정도로 보이는
노인이 간암 수술을 받기 위해
이 병원 일반외과에 입원했다.
노인은 이 병원에 한국인 의사가
있다는 말을 듣고 필자를 따로
찾아왔다.

노인은 이번 수술이 자신의 마
지막이 될지도 모른다고 말했
다. 그래서 자신의 가족이 수술

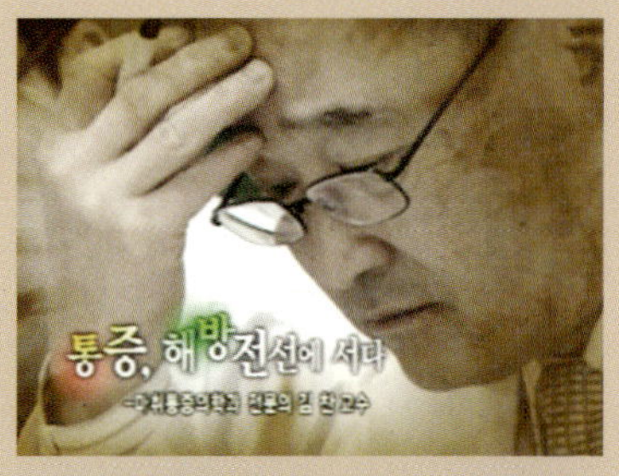

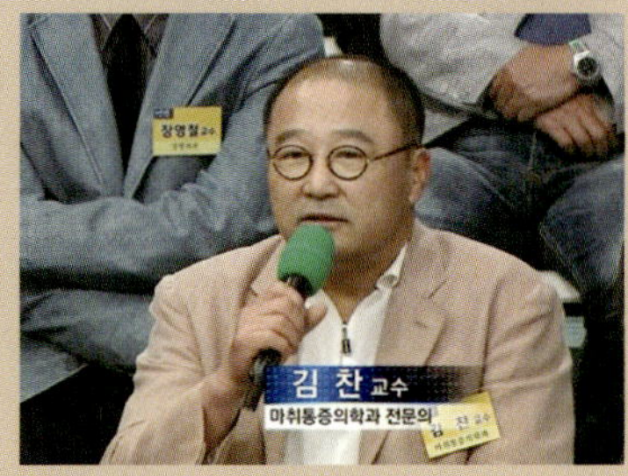

❖ EBS 〈명의〉 출연.

실에 들어왔으면 좋겠지만 그건 안 되는 일이니 대신 한국인 의사인
필자가 수술실에 있어달라고 부탁했다. 수술을 받고 마취가 깰 때까
지 수술실에서 자신을 지켜봐주면 조금이나마 안심이 되겠다는 것이
었다.

필자는 노인에게 한국에도 훌륭한 병원이 많고, 또 이 병원 다른
과의 의료수준은 우리나라보다 나은 게 없기 때문에 구태여 남의 나
라에서 많은 외화를 소비하면서까지 수술받을 필요가 없다고 말씀드
리고 한국에 가서 수술받기를 권했다. 그러나 노인의 대답은 너무나
뜻밖이었다.

노인은 한국에서 치료받기 위해 입원했던 병원에 대한 불만을 털어
놓기 시작했다. 병원에 주차할 때부터 시작해 안내원과 접수하는 직

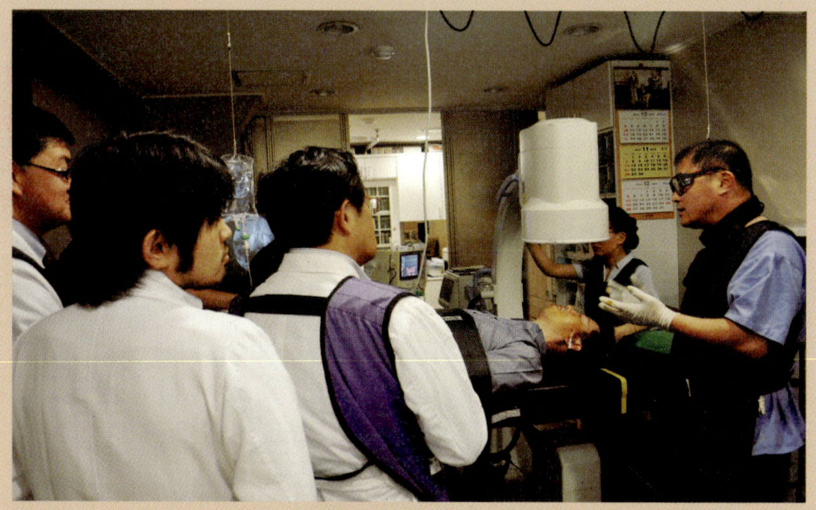

일본 토야마 의과대학 교수들에게 삼차신경통 시술에 관해 설명하는 모습.

원은 물론이고 간호사, 의사들까지 포함해 대부분의 의료인들이 너무나 불친절하고 오만불손해 입원해서 병을 치료하기는커녕 오히려 더욱 나빠지는 듯했다고 한다. 그래서 퇴원을 하고 이곳까지 오게 되었다는 것이다.

이 노인은 2년 전에 대상포진 후 신경통으로 이 병원 신경통증 클리닉에 입원한 적이 있었다고 한다. 당시 의사와 간호사를 비롯한 모든 직원들이 무척 자상하고 친절하게 대해주어서 '이 병원이야말로 진정으로 환자를 위하는 병원'이라는 느낌을 받았다며 꼭 이 병원에 입원해 수술을 받겠다고 했다. 결국 노인은 이 병원에서 수술을 받고 한국으로 돌아갔지만 얼마 지나지 않아 숨을 거두었다.

이 환자가 수술실에 들어와 전신마취를 하고 수술받는 모습을 지켜보면서 한국인 의사인 필자는 자성과 함께 많은 생각을 하게 되었다. 아마도 이 노인은 2년 전 이 병원에 입원했을 때 일본 의료진들이 보여준 친절과 배려에 감동을 받아 이번에도 불편한 몸을 이끌고 아는 이 하나 없는 먼 이국땅의 병원까지 찾아와 몸을 맡겼던 것이리라.

이 연로한 노인을 머나먼 타국 땅까지 오지 않고도 마음 편히 치료받게 할 수는 없었을까? 이 노인은 수술을 위해 멀리 일본까지 건너가면서 한국의 오만불손하고 불친절한 의사, 간호사 그리고 그밖의 의료진들을 수도 없이 원망했을 것이다.

지금 우리나라의 의료진과 시설은 선진국 수준에 와 있다. 그러나 환자에 대한 친절과 애정도 과연 선진국 수준이라고 평가할 수 있을까? 필자를 포함해 의료인들은 물론이고 다른 분야에 종사하는 우리 국민 모두가 반드시 되새겨보고 반성해야 할 대목이 아닐 수 없다.

【 차 례 】

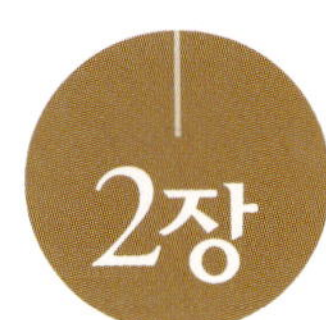

2장 목 · 어깨 · 팔 부위 질환

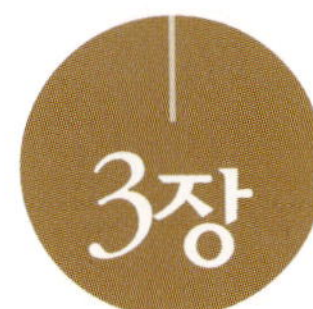

3장 허리 및 하지 부위 질환

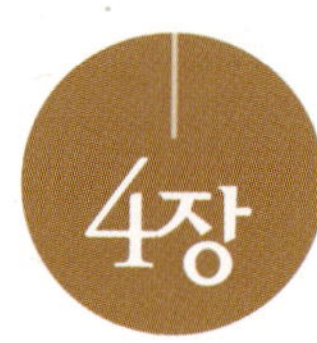

4장   전신질환과 관련된 질환

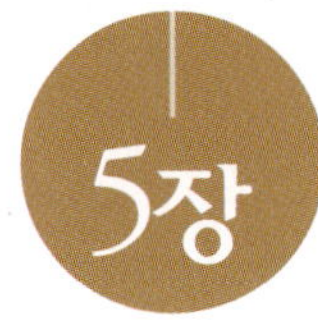

5장

혈관질환 및 교감신경과 관련된 질환

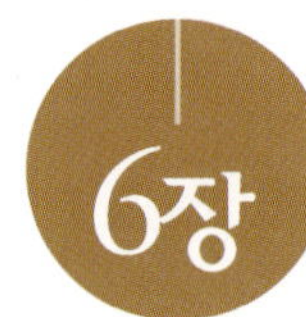

6장 운동과 관련된 통증

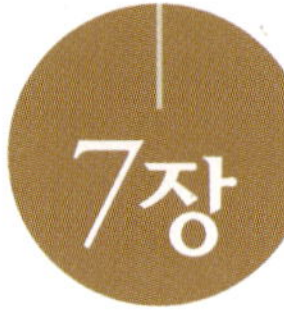

7장 기타 질환 및 치료들

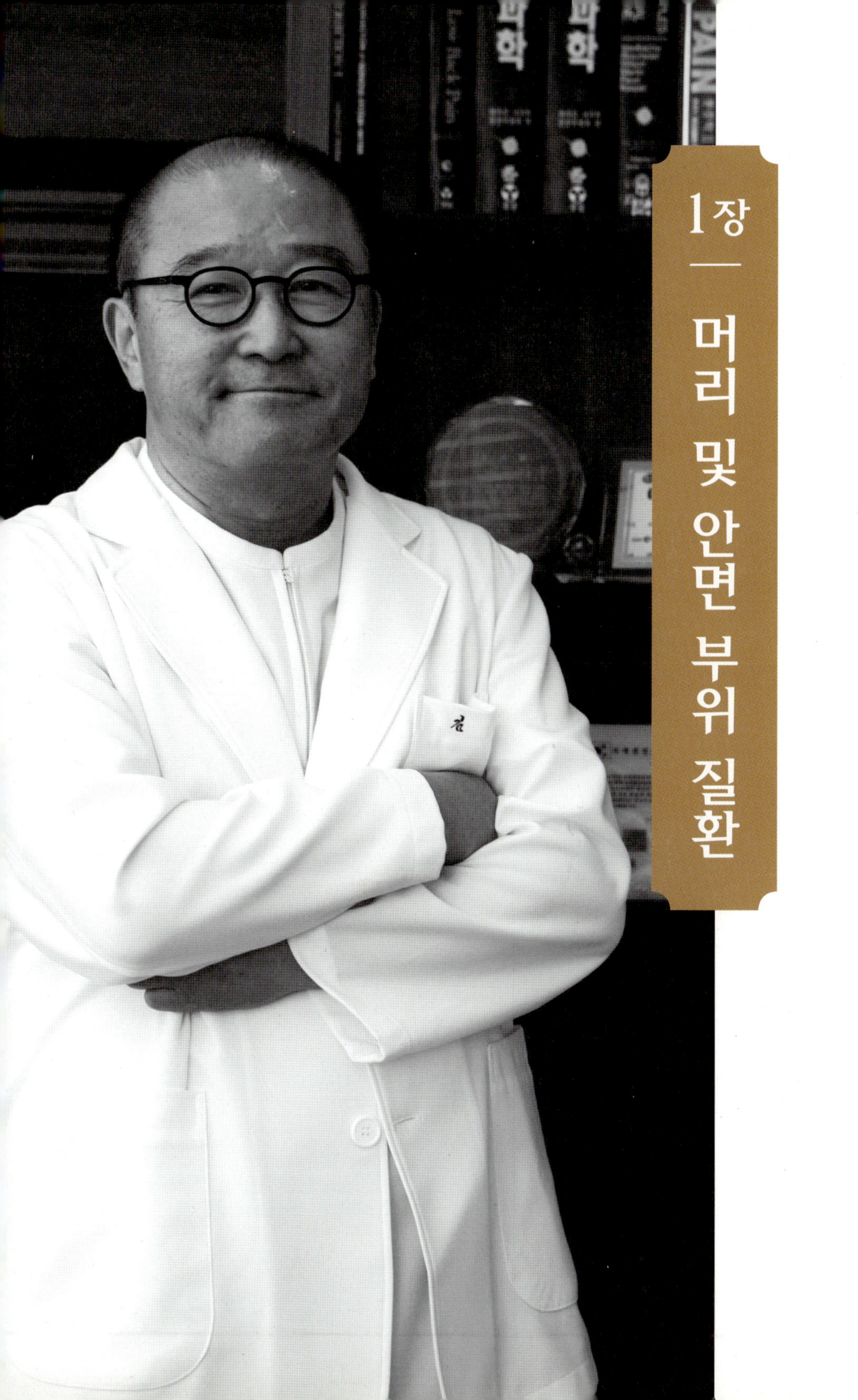

1장
머리 및 안면 부위 질환

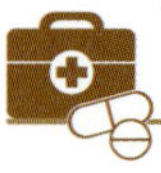

01 삼차신경통

노년층에 빈발…… 치아이상으로 오인하는 경우 많아

증례

68세 된 한 남자 환자는 약 4년 전부터 오른쪽 아래턱 어금니 쪽에 통증이 생겨 가까운 치과에서 치료를 받았으나 통증이 가라앉지 않아 발치까지 하였다. 그런데도 통증이 그치지 않자 치과에서 삼차신경통 진단을 받고 항경련제인 테그레톨(Tegretol)을 복용했다.

초기에는 테그레톨 덕분에 통증은 가라앉았으나 서서히 효과가 떨어져 약의 용량을 계속 늘리던 중 간이 나빠져 대학병원에서 입원치료를 받기도 했다. 그 후로도 통증은 계속되었지만 간이 극도로 나빠져 더 이상 테그레톨을 복용하지 못했다. 통증으로 고통스럽게 지내오다가 마침내 통증 클리닉에서 오른쪽 제3지 삼차신경파괴술을 받고 통증으로부터 해방되어 편안한 여생을 보내게 되었다.

날씨가 추워지면 각종 신경통이 고개를 들기 시작한다. 이 중에서도 특히 얼굴 부위에 도저히 감당하지 못할 정도로 격심한 통증을 동반하는 신경통이 바로 삼차신경통이다. 삼차신경이란 12개의 뇌신경 중에서 5번째 뇌신경으로서 얼굴의 감각을 담당하는 신경이며, 세 개의 가지로 나뉜다.

제1지(안가지)는 이마와 앞머리에 분포하고, 제2지(상악지)는 윗입술, 위뺨, 윗잇몸, 입천장에 분포하며, 제3지(하악지)는 아랫입술, 아랫잇몸, 혀의 앞쪽 3분의 2 부분, 아래턱 부위를 따라 관자놀이 부위까지 분포한다. 이 세 개의 가지 중 한두 개의 가지에 질병이 걸리면, 삼차신경통 환자는 그 신경이 분포하는 부위에 통증을 느낀다.

삼차신경통의 원인으로는 인접한 혈관박동으로 인한 삼차신경의 자극이 가장 많지만, 뇌종양으로 인한 자극도 환자의 약 10%에서 발견되며, 2~3% 정도는 다발성 경화증과 동반되는 경우도 있다.

삼차신경통은 주로 안면, 즉 치아·이마·뺨·위턱·아래턱 등에서 벼락이 치는 듯한 또는 칼로 찌르는 듯이 욱신욱신 쑤시는 통증이 급격히 발현했다가 사라진다. 이는 몇 초에서 몇 분 또는 몇십 분간 불규칙하게 반복적으로 지속되고, 안면의 다른 부위로 뻗치는 경향이 있다.

삼차신경통은 편측성이며 분포부위를 벗어나지 않는다. 이 통증은

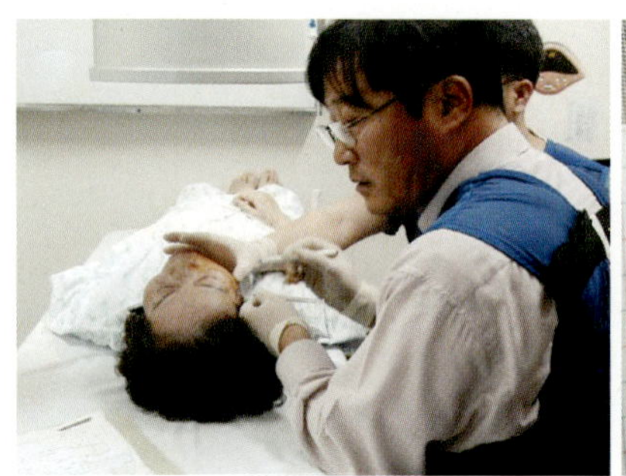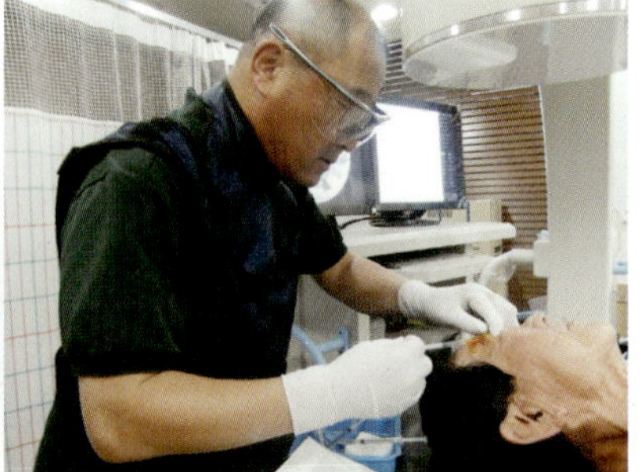

❖ 삼차신경통 환자에게 알코올신경파괴술을 시행하는 모습.

항상 지속되는 것이 아니라 무통기간(몇 개월에서 몇 년)이 반드시 있으며, 무통기간이 지나 재발할 때는 통증의 빈도나 강도가 더욱 심해지는 것이 보통이다.

또한 대화를 하거나 세수, 양치질, 식사 등 가벼운 접촉만으로도 격심한 통증이 유발되기 때문에 일상생활이 불가능하게 된다. 삼차신경통 환자는 치아의 통증 때문에 치아이상으로 오인해 치과에서 발치를 하는 경우도 매우 많다.

➕ 치료법

삼차신경통은 지금까지 약물요법 및 수술요법으로 치료되어왔다. 그러나 약물요법에 사용되는 약물은 간질 환자에게서 간질 발작을 멈추게 하는 항경련제이기 때문에 치료제가 아니라 진통효과만을 위한 것이다. 진통효과가 있다 하더라도 일시적인 경우가 많고, 장기간 복용하는 경우 약물독성으로 인해 간 기능 및 신장 기능을 급속도로 악화시킨다. 뿐만 아니라 혈액성분에 나쁜 변화를 초래해 생명에

22

치명적일 수 있기 때문에 절대로 장기간 복용해서는 안 될 것이다.

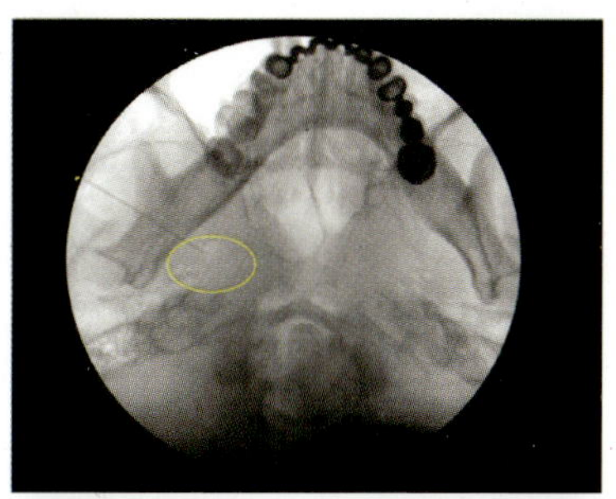

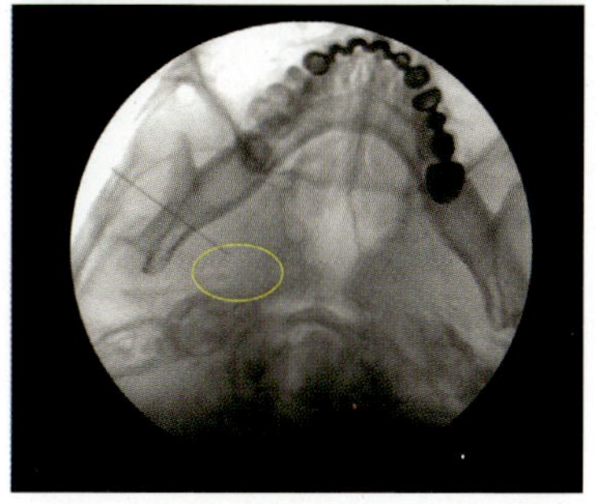

❖ 삼차신경통 환자에게 알코올신경파괴술을 실시하는 영상.

삼차신경통의 치료로 제5뇌신경과 혈관을 분리시켜주는 뇌수술을 할 경우 숙련된 신경외과 의사는 80~90%의 성공률을 보인다고 한다. 그러나 뇌수술에 따르는 합병증 및 위험성, 이 질환이 고령 환자에게 잘 발생하는 점 등으로 인해 수술을 꺼리거나 수술이 곤란한 환자들이 많다. 또한 수술요법은 재발시 재수술하기 어렵다.

그밖에 감마 나이프, 열응고술, 풍선요법 등이 있다. 감마 나이프 요법은 대부분 시술 후에도 통증이 지속되어 항경련제를 복용해야 하는 경우가 많다. 열응고술은 시술 중에 환자의 고통이 심하고 무지각성 통증의 합병증이 발생하는 경우가 많다. 풍선요법은 씹는 근육이 약해지는 합병증과 함께 재발율도 높기 때문에 근래에는 시행하지 않는다.

신경통증 클리닉에서는 약물요법이나 수술요법이 아닌 신경파괴술로 삼차신경통을 치료하고 있다. 이 방법은 전신마취가 필요 없으며 시술시간이 1~2분에 그쳐 매우 간단하고 안전한 방법이다. 씹는 장애 등의 가벼운 후유증이 있을 수 있으나 대부분 3개월 이내에 자연 치유된다.

불행히도 위에 열거한 삼차신경통의 모든 치료방법들 중에 재발이 없는 경우는 없다. 모든 치료법이 재발된다는 것이다. 신경파괴제를 이용한 삼차신경파괴술의 경우는 6개월에서 10년 사이에 재발되며, 평균 2년 정도가 유효기간이다. 그러나 재발되는 경우에도 간단한 시술이기 때문에 재시술을 받으면 바로 해결된다. 이러한 간단한 시술로 항경련제의 복용 없이 통증이 사라진다면 가히 획기적인 방법일 것이다.

✽ 핵심 포인트

삼차신경통
안면부에 극심한 통증이 오는 대표적인 질병 중 하나인 삼차신경통은 치료가 쉽지 않으나 통증 클리닉에서 시행하는 신경파괴술로 간단하고 안전하게 치료할 수 있다.

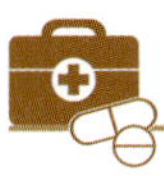

02 설인신경통

음식 삼킬 때 심한 통증…… 뇌수술이나 약물요법으로 억제

증례

76세 된 한 남자 환자는 5년 전부터 음식을 삼킬 때마다 좌측 목젖 근처로 전기가 오는 듯한 통증이 있었다. 농사를 지으며 술을 즐겨 마시고, 통증이 지속될 때마다 참고 지내다가 통증의 강도와 빈도가 점점 심해져 내원하였다.

통증은 평상시에는 없다가 침을 삼키거나 음식을 삼킬 때 특징적으로 수초간 나타났으며, 너무 아파서 음식을 잘 먹지 못하고 체중도 많이 감소한 상태였다. 음식을 씹거나 양치질을 할 때는 통증이 없었으며, 최근 2년간은 통증이 전혀 없었다고 하였다.

➕ 원인

신경통증 클리닉을 찾는 환자들은 저마다 겪는 통증으로 괴로움을 호소한다. 그리고 자신이 느끼는 통증이 최고의 아픔이라 생각한다.

그러나 단순히 의사의 입장에서 말하자면, 통증을 호소하는 질환 중 환자에게 가장 큰 고통을 주는 질환으로 삼차신경통과 설인신경통을 들 수 있다.

설인신경이란 혀(舌)와 후두(咽)의 감각을 담당하는 신경이란 뜻에서 붙여진 이름인데, 이는 12개의 뇌신경 중 9번째 신경이다. 이러한 설인신경은 뇌의 근접부위에서 시작된다. 현재 알려진 바로는 뇌의 이러한 신경 기시부에서 혈관의 압박으로 신경이 자극받아 각 신경이 분포하는 부위로 통증이 나타나고, 이따금 그 이외의 부위에서도 통증이 나타나는 것으로 판단된다.

✚ 증상

설인신경통으로 고통받는 사람들은 주로 이 신경이 분포하는 부위인 혀의 뒷부분과 목 또는 귓속으로 통증을 느끼는데, 때로는 귀 앞쪽이나 아래턱 쪽으로 통증을 느끼기도 한다. 또한 삼차신경 세 번째 가지의 통증일 경우 아래턱 쪽의 통증이 심하기 때문에 설인신경통과 혼돈되는 경우도 없지 않다.

그런데 때로는 이 두 질환이 한 환자에게 같이 나타날 수도 있다. 그 경우 환자들은 얼굴과 목 쪽의 통증에 대해 정확히 표현하지 못하며 괴로워하게 된다. 이렇게 두 가지 질환이 동시에 의심되는 경우 신경통증 클리닉에서는 국소마취제로 삼차신경 차단을 통해 구별해 볼 수 있다.

이 두 질환의 통증은 짧게는 몇 초에서 길게는 몇 분간 지속되는 것이 특징이다. 보통은 갑자기 전기쇼크가 오는 것 같은 칼로 찌르는 듯한 통증, 설인신경통의 경우 일부에서는 목 뒤쪽으로 불쾌한 느낌이나 벌레가 기어가는 느낌, 이물질이 낀 것 같은 느낌이 며칠 동안 지속되다가 본격적으로 심한 통증이 유발되기도 한다. 두 질환 모두 음식을 씹을 때 더 심한 통증이 유발된다.

설인신경통은 특히 차갑거나 맵고 신 음식을 삼킬 때, 하품을 하거나 기침을 할 때, 코를 풀 때, 양치질을 할 때, 입에 물을 넣고 가글을 할 때, 머리를 돌릴 때나 귓바퀴나 귀 주위의 피부를 건드릴 때, 잇몸을 건드릴 때, 심한 경우에는 음식을 보고 군침이 돌 때도 통증이 유발된다.

발병 연령은 대개 40~60대가 많으며, 이런 환자들은 통증으로 인한 괴로움뿐 아니라 음식을 씹거나 삼킬 때 통증이 유발되므로 음식을 먹지 못해 심한 체중감소가 동반되는 경우도 있다. 따라서 환자들로서는 살고 싶지 않다는 생각이 들 정도로 견디기 힘들며, 이런 통증으로부터 벗어날 수 있기를 간절히 바란다.

✚ 치료법

삼차신경통 환자들은 앞에서 설명했듯이 간단한 삼차신경파괴술을 받으면 통증으로부터 완전히 해방될 수 있다. 그러나 불행히도 설인신경통의 경우 수술방법이 그리 바람직하게 시행되지 못하는 형편이다. 또한 이 신경이 심장을 비롯한 우리 몸의 주요 장기로 가는 미주신경, 즉 제10뇌신경과 근접해 지나가기 때문에 어떤 치료적 방법을 시행하기에는 위험이 크다. 따라서 대개는 약물요법으로 통증을 억제한다.

설인신경통

설인신경통 환자는 음식을 삼킬 때 심한 통증 때문에 식사를 못하는 괴로움을 호소한다. 이러한 통증의 양상은 삼차신경통과 유사하지만, 설인신경통은 보통 혀의 뒷부분과 목젖 부위까지 통증을 느끼게 된다.

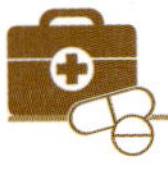

03 두통

만병의 근원…… 검사에서 대부분 정상소견 보여

➕ 원인 및 증상

복잡하고 각박해진 사회에서 살아가는 현대인들은 홍수처럼 밀려오는 각종 스트레스에 시달리고 있다. 현대사회에서 스트레스가 만병의 근원이라는 것은 누구나 아는 사실이다. 스트레스 탓에 두통이 발생된다면 정말로 두통거리가 아닐 수 없다.

1988년 국제두통학회에서는 두통의 종류를 13가지로 분류했는데, 이 중 현대사회에서 가장 빈발하는 종류로는 편두통, 긴장성 두통, 군발 두통을 들 수 있다.

두통을 유발하는 질환을 살펴보면 두개강 내 원인에 따른 것, 뇌신경에 관련된 질환, 두개강 외적 원인, 연관통, 정신적 원인에 따른 것으로 분류할 수 있다.

두통 환자는 대부분 모든 검사에서 정상소견을 보이는 경우가 많다. 따라서 환자의 병력을 자세히 듣는 것이 중요하다. 일반적으로 두통이 몇 년 또는 몇 십 년 이상 지속되었다면 이는 환자의 생명을 위태롭게 하는 질환은 아니라고 볼 수 있다. 반면 갑자기 심한 두통이 발생하거나 몇 년간 정체된 상태에 있던 통증이 갑자기 심해진다면 뇌종양과 같은 심각한 원인을 의심해봐야 한다.

소년기나 10대에 시작되는 두통은 혈관성인 경우가 많다. 반면 나이가 들면서 시작되는 두통은 긴장성 두통을 비롯해 고혈압이나 녹내장, 뇌혈관 질환 및 악성 종양과 같은 전신적인 질환이 원인인 경우가 많다.

대부분의 증세는 두통을 포함해 전신질환으로 나타난다. 그러므로 감염 여부, 악성종양, 강력 혈관확장제와 같이 두통을 유발하는 약물 복용, 외상, 뇌수술 등의 경험, 최근의 척추천자나 척추 조영술, 녹내장, 축농증, 경부척추질환, 빈혈, 갑상선질환, 외국여행으로 인한 시차, 음식물 변화, 수면 부족, 불만스런 직장에서의 업무, 환경적 스트레스 등의 유무를 알아야 한다.

✚ 치료법

두통이 이렇게 복잡한 원인에 따라 분류되고 있는데 비해 실제로 두통에 대한 확실한 치료법은 아직까지 정립되어 있지 않다. 단지 증상만을 완화시키는 대중요법이 주를 이루고 있는 현실이다.

물론 기질적인 병변으로 인한 두통이라면 두통을 일으키는 질병을 근본적으로 치료해야 하고, 어떠한 환경이 원인이라면 두통을 일으키는 환경적 요소를 피해야 한다. 그러나 확실한 원인을 발견할 수 없는 두통의 대부분은 교감신경 불균형이 원인인 경우가 많다.

교감신경은 우리 몸의 항상성 유지기능(우리 몸이 병으로 가는 것을 막는 기능)을 한다. 스트레스를 많이 받는 환경에 처하게 되면 뇌에서 산소 소모량이 증가해 피가 뇌 속으로 많이 몰리기 때문에 뇌의 혈관이 확장되어 두통을 일으키게 된다. 이때 과도하게 긴장된 교감신경을 이완시키는 교감신경치료로서 교감신경의 균형을 바로잡아주면 환자는 스트레스 상황에서 벗어나면서 두통이 사라지게 된다.

신경통증 클리닉에서는 이와 같이 두통 환자에게 교감신경치료를 실시함으로써 교감신경의 불균형을 잡아준다. 그리고 지속적인 스트레스로 뭉친 뒷목과 어깨의 근육을 풀어주고 혈액순환을 도와주는 통증유발점 주사를 병행함으로써 두통으로부터 해방시켜주고 있다. 이와 더불어 스트레스에서 벗어날 수 있는 취미생활과 전신운동이 되는 스포츠를 규칙적으로 병행하는 것도 중요하다.

편두통

중산층 · 전문직업인에 빈발…… 시각 · 위장장애 올 수도

✚ 원인

두통은 여러 원인으로 인해 발생하는 하나의 증상에 불과하다. 두통의 원인으로는 뇌종양 등의 머리 내 이상이나 눈·코·귀 등의 국소적 질환, 고혈압 등의 혈관질환을 들 수 있다. 그러나 실제로 두통을 호소하고 만성경과를 보이는 환자들은 면밀히 검사해보아도 아무런 신체적 원인을 발견할 수 없는 경우가 대부분이다. 이런 갖가지 만성두통을 호소하는 질환 중 대표적인 것이 편두통이다.

편두통은 발작성·반복성으로 일어나는 두개 외동맥과 두개 내동맥의 이상 확장으로 인해 발생하는 박동성 두통이라고 정의된다. 또한 일명 월요두통 또는 월경두통이라고도 불리며, 환자는 주기적인 편측두통을 호소한다. 이것은 두부 전체로 진행될 수 있으며, 발병 시기는 어릴 때부터 나타날 수도 있으나, 대부분 20대에 나타난다. 발생 빈도는 며칠 또는 5~6개월마다 한 번 정도 나타날 수 있다. 환자의 60~70%가 여성이며 가족적 성향이 강하다.

✚ 증상

편두통의 증상은 반복해 발작적으로 나타나며, 시각장애와 위장장애 등의 자율신경계 이상이 동반될 수도 있고, 두통만이 단독으로 올 수도 있다.

두통 발작이 일어나기 전에 시각장애, 헛구역질, 구토, 흥분, 눈부심, 설사, 변비, 복부팽만, 현기증, 심한 발한이나 권태감이 올 수도 있다. 두통은 앞이마나 눈 속 또는 머리 옆 부분이 뻐근하게 아파오기 시작하다가 시간이 지나면서 더욱 심해지며, 맥박이 뛰는 듯한 양상을 띠다가 점차 지속적인 두통으로 바뀐다. 이 시기가 되면 머리 전체와 목 뒷부분까지 아파오게 된다.

일반적으로 두통은 하루 종일 지속되었다가 잠이 들면서 멈추지만, 때로 2~3일 지속되면서 피로감, 허약, 불쾌감 등이 동반되는 경우도 있다. 두통이 사라지고 난 후 수 시간에서 하루 정도 심한 피로와 탈진증상을 보이는 경우도 있다.

그러나 일반적인 편두통은 전형적인 전구증상이 없거나 아주 경미하게 나타나는 경우가 많다. 편두통은 혈관성 두통에 속한다. 그 원인으로는 두피 내 혈관의 주기적인 불안정 때문에 혈관수축과 잇따른 혈관확장이 오기 때문이다.

편두통은 개인적 성격특성과도 밀접한 관련이 있다. 보통 지적능력이 높고 중산층 이상의 사람이나 전문직업을 가진 사람들에게 자주 나타난다. 이들은 야심이 있고 열심히 일하며 꼼꼼하고 깔끔해 강박적인 성격의 소유자가 많다.

때로 자신의 감정표현을 잘 못하는 성격과도 연관된다. 또한 스트레스를 많이 받은 후에 생기기도 하고, 여성의 경우 월경주기와 관련이 있는 경우도 많다. 이 경우에는 내분비계의 균형이 변화하면서 일어나는 것으로 이해되고 있다.

두통의 진단은 대부분 증상만으로 알 수 있으며, 혈액검사나 소변검사, X-레이 검사는 정상범위인 경우가 대부분이다. 만일 부분적인 신경과적 소견이 동반되거나 고열을 동반하는 경우, 50세 이상에서 처음 발생하는 경우, 두통의 성질이나 빈도가 갑작스럽게 바뀌는 경우 등은 종양이나 혈관이상 등의 다른 두개강 내 질환을 감별하기 위해 CT나 자기공명영상법(MRI : magnetic resonance imaging)으로 촬영해보는 것이 좋다. 컴퓨터 촬영을 해보면 편두통 발작 직후의 환자에게서 부분적인 대뇌부종 소견이 나타나기도 한다.

✛ 치료법

편두통은 두개 외 및 두개 내 혈관확장 때문에 발생하므로 혈관수축을 일으키는 약물이 좋으며, 두통부위를 압박하거나 얼음찜질을 하면 효과를 보는 수가 많다. 커피도 일시적인 효과가 있을 수 있다.

약물치료로는 맥각(Ergot) 유도체나 트립탄(Triptan) 제재 등을 사용할 수 있으나, 이러한 약물은 일시적인 효과만을 기대할 수 있다. 오래 복용할 경우 많은 부작용이 따르게 된다. 따라서 최근 선진국에서는 신경통증 클리닉에서 시행하는 교감신경치료, 삼차신경치료, 접형구개신경절 치료를 통해 좋은 효과를 거두고 있다.

군발 두통

수면 직후, 기상 직전에 발작…… 급성에는 산소요법을

증례 —

38세 된 한 남자 환자는 20세 때부터 갑자기 강한 두통이 나타나기 시작했다고 호소했다. 처음에는 두통이 약 1시간가량 지속되었으며, 그 후 8~9개월 주기로 발작이 일어났다. 초기에는 발작간격이 7~10일이었으나, 회를 거듭할수록 10~20일, 20~30일로 서서히 연장되다가 최종적으로는 40~50일 간격으로 정착되었다. 이런 간격으로 30~40회 두통 발작이 출현했다.

발작은 아침 눈뜨기 전후에 출현했는데, 우선 후두부(뒤통수)가 몹시 무겁고 다음으로 눈 속 깊은 곳이 아프다가 머리 우측반이 송곳으로 찌르는 것 같았다. 그러고는 구역질과 구토로 숨이 막히며, 눈물과 식은땀으로 이어졌다. 약 1시간 후에 발작은 진정되었지만 온몸의 힘이 빠져나간 듯해 졸음이 몰려왔다. 발작기간 중에는 하루 종일 머리가 무겁고 눈 속이 불쾌했지만, 발작기가 끝난 순간부터는 머리가 산뜻하고 상쾌해져서 스스로 발작기가 종료된 것을 알 수 있었다.

➕ 원인 및 증상

일명 송이 두통이라고도 불리는 군발 두통은 이 환자의 예와 같이 20~30대의 청년에게서 많이 발생한다. 남성이 여성에 비해 약 다섯 배 정도 많이 나타나는데, 알레르기 질환의 병력을 보일 때가 많으며 유전적 소인은 드물다.

일반적으로 전구증상이 없는 것이 특징이지만 측두부, 전두부, 눈 속이 짓눌리는 듯한 불쾌감을 발작 예감으로 호소하는 경우도 있다. 군발 두통의 통증은 한쪽 눈 안, 눈 오목 주위의 타는 듯하거나 도려내는 듯한 통증 또는 송곳으로 찌르는 듯한 신경통 비슷한 통증을 수반한다.

두통이 발생하면 환자는 가만히 누워 있을 수가 없으며 엎드리거나 의자에 앉아 몸을 앞뒤로 흔든다. 심한 경우 자살을 기도하기도 한다. 머리 양쪽이 동시에 아픈 경우는 드물며, 통증의 정도는 젊을수록 강하고 나이가 많을수록 약해지는 경향이 있다. 발작 출현 15분을 전후하여 통증은 극에 달하며 흔히 1~2시간 만에 자연 소멸된다.

군발 두통은 환측의 눈물 유출, 코 막힘, 결막충혈, 눈꺼풀 내려앉기 같은 교감신경 실조증상을 동반하는 것이 특징이다. 구역질은 있으나 토하는 일은 드물다.

군발 두통의 최대 특징은 그 명칭과 같이 동통 발작이 주기적으로 군발하여 일어나는 것이다. 즉, 군발 두통은 1~3년 주기로, 특히 계절이 바뀔 때면 1~2개월간 발작이 나타난다. 특히 이 기간 중에는 통상 매일 수면 직후 또는 기상 직전 수면기에 발작이 군발한다.

발작기간이 지나면 아픔은 자연히 소실되고, 발작과 발작 사이에는 완전히 무증상이 된다. 그중에는 10년에 한 번 발작을 일으키는 경우도 있다. 발작기간 중에는 스트레스, 피로, 음주 등으로 발작이 유발된다.

✚ 치료법

군발 두통의 치료는 일반적인 두통약으로는 해결되지 않는 경우도 많아 두통의 강도와 빈도를 감소시키는 것을 목적으로 한다. 신경통증 클리닉에서는 이런 군발 두통환자에게 성상신경절 치료, 후두신경 및 제2경신경절 치료, 하악신경 치료, 삼차신경절 및 접형구개신경절 치료를 시행함으로써 좋은 효과를 보고 있다.

또한 두통의 발생을 줄이기 위해 생활습관 및 운동, 식이(음주) 등에 대한 교육도 병행하고 있다. 급성 발작시에는 100% 산소요법을 병행하면 더욱 좋은 효과를 볼 수 있다.

긴장성 두통

피로 · 우울로 여성에게 발병…… 심신 안정이 중요

증례

43세 된 한 여자 환자는 젊을 때부터 어깨 결림증이 있었다. 하지만 뇌경색으로 쓰러진 어머니의 간병을 하게 되면서 어깨 결림과 함께 목 뒤가 무겁고 매달리는 듯한 아픔을 더욱 지속적으로 느끼게 되었다.

특히 피로할 때는 머리 전체가 죄고 저리는 듯한 아픔과 함께 토할 것 같은 느낌이 있었다. 목 뒤와 앞이마 눈썹 윗부분을 누르면 심하게 아픈 부위가 있었으며, 오른쪽 어깨근육에도 딱딱하게 만져지는 압통점이 있었다.

원인

긴장성 두통은 두통 중에서 가장 흔한 것으로 모든 두통 환자의 약

40%를 차지한다. 지속성 두경부 근긴장에 따른 두통으로 감정적인 긴장이나 우울, 스트레스, 부자연스러운 자세 등이 원인이 되어 초래된다. 또 피로해서 생기는 경부 척추 이상으로도 유발될 수 있다. 결국 긴장성 두통은 우울성 두통, 심인성 두통, 경부성 두통, 눈 주위에 통증이 동반되는 안성 두통 또는 편두통과의 합병으로 생기는 복합성 두통이라고 할 수 있다.

특히 긴장성 두통 환자는 목 뒷부분에 압통점이 있으며 눈의 피로감과 통증을 호소하는 환자도 많다. 긴장성 두통은 두개골 및 경추부 근육의 지속적인 수축경련 탓에 근육에 혈액순환이 잘 되지 않아서 통증을 유발하는 브라디키닌(Bradykinin)·유산·칼륨과 같은 물질이 축적되어 발생한다.

이처럼 지속적인 통증으로 교감신경이 흥분되어 목 뒷부분과 목 위의 근육이 수축되고 혈액순환이 되지 않아서 통증이 악순환된다. 그래서 머리를 졸라매는 것 같은 두통이 장시간 지속되며, 관자놀이와 목 뒷부분에 딱딱하게 굳어진 근육 부분이 생기고, 이 부위를 누르면 통증이 발생하는 압통점이 생기는 것이다.

➕ 증상

혈관성 두통에 비해 인생의 후반기에 발병한다. 보통은 양측성인데 편측성일 수도 있다. 앞이마, 머리 뒷부분, 뒷목, 관자놀이에서 발생하며, 이들 부위에 마치 끈으로 묶거나 모자를 쓴 것 같은 압박감을 호소하게 된다.

두통은 며칠 동안 반복되거나 같은 형태로 몇 개월에서 몇 년간 지속된다. 전조증상이 나타나지 않는 것이 특징이며, 대부분의 경우 심한 수면장애를 동반한다. 주로 오전 4시에서 오전 8시 사이나 오후 4시에서 오후 8시 사이에 발생한다. 남녀 모두에게 생기나 여자에게 좀 더 흔하며, 가족적 성향은 없는 경우가 대부분이다.

➕ 치료법

긴장성 두통의 치료는 우선 관자놀이, 목 뒤, 어깨 등의 압통을 동반한 딱딱하게 굳은 근육 부위에 통증유발점 주사와 후두신경 및 교감신경 치료를 시행함으로써 뭉친 근육을 이완시켜주고, 혈액순환을 원활하게 해주어 통증을 일으키는 악순환의 고리를 차단시켜야 한다. 그리고 적절한 취미생활과 운동을 통해 불안, 스트레스, 정신적 갈등을 풀어주고 전신을 이완시켜주는 것이 중요하다.

또한 만성 일상성 두통으로 진행된 경우라면 약제 의존도가 높아지며 심한 우울증이 동반되어 치료가 쉽지 않으므로 필요하다면 입원 치료도 고려해야 할 것이다.

✳ 핵심 포인트

두통

살아가면서 누구나 한 번쯤 경험하는 통증으로 대수롭지 않게 생각하는 경향이 있다. 하지만 일상생활이 힘들 정도로 통증이 심하거나 만성 두통에 시달린다면 약물요법, 신경치료, 생활습관 교정 등의 도움을 받는 것이 바람직할 것이다.

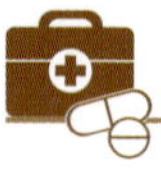

04 안면신경마비

입 · 눈 마비…… '음식 흘리고 눈물 흘려'

24세 된 한 여자 환자는 어느 날 아침에 일어나 세수를 할 때 오른쪽 입술 언저리에 마비감각을 느끼면서 칫솔질을 할 때 입 밖으로 물이 새어나오고 얼굴이 일그러지는 것을 깨달았다.

하루 이틀 지나면서 음료수 맛이 쓰게 느껴지고 오른쪽 눈에서 눈물이 흘러내렸다. 눈을 감을 때 오른쪽 눈이 안 감기고, 웃으면 입이 반대쪽으로 돌아갔으며, 위쪽을 쳐다보면 오른쪽 이마에 주름살이 잡히지 않았다.

이 환자는 바이러스 검사 결과 음성으로 나왔으며, 불완전마비였기 때문에 성상신경절 치료를 14회 받고 완치되었다.

✚ 원인

안면신경마비는 인구 10만 명당 20명의 비율로 발생한다. 안면신경마비는 여러 원인으로 발생할 수 있지만, 이런 말초성 안면신경마비의 원인은 대부분 명확치 않다. 생각해볼 수 있는 원인으로는 한랭, 당뇨병, 임신, 가족성 소인 등을 들 수 있으며, 알레르기설, 바이러스설, 염증설, 혈관경련에 따른 혈액순환 장애설 등이 대두되고 있다.

본태는 안면신경관 내에서 혈관 수축으로 혈액순환이 안 되고 신경이 부으면서 혈관이 수축되고, 다시 신경이 압박받는 악순환이 되풀이되는 것이다.

➕ 증상

바이러스가 안면신경을 침범한 경우에는 감기증상이 있었다가 귀 뒷부분이 아파오면서 귀 뒤와 귓속에 물집이 생기고(물집이 안 생기는 경우도 많다), 며칠 뒤 안면신경마비가 발생한다. 이런 경우 헌트증후군이라 진단하게 된다.

안면신경마비 환자의 증상을 보면 마비된 쪽의 입은 아래로 내려가고 반대쪽으로 돌아가며, 식사 때 음식물을 흘리게 되고 음식물이 뺨과 잇몸 사이에 끼여 심한 경우 손으로 밀어내야 한다. 환자는 휘파

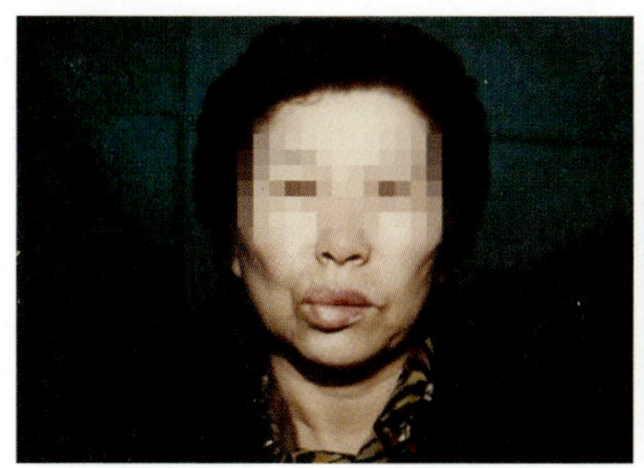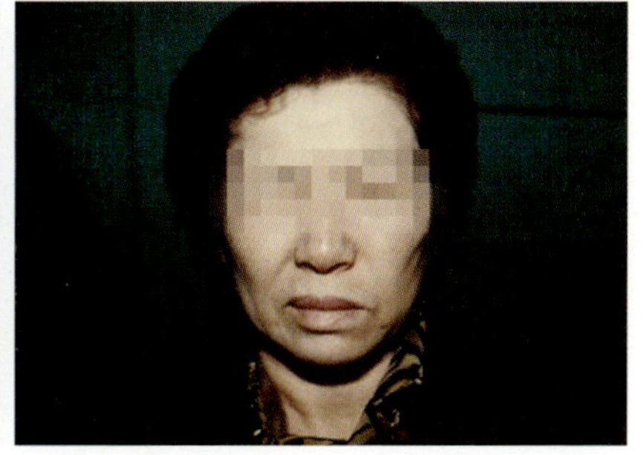

❖ 안면신경마비를 앓고 있는 65세 김모씨.

람을 불 수 없다. 마비된 쪽의 눈은 잘 감기지 않으며 이마를 찡그릴 수도 없게 된다. 경우에 따라서는 눈을 보호하지 않으면 눈물이 많이 나와 얼굴로 흐른다. 또한 혀로 맛을 못 느끼거나 이명(귀에서 매미소리와 같은 이상한 소리가 들림), 현기증, 청각과민 등이 동반되는 경우도 있다.

안면신경마비 증상은 발생 후 1~2주 동안 계속 악화되는 과정을 밟게 된다. 이때 전기신경검사를 하면 마비의 정도를 알 수 있는데, 정도가 경미할 때는 아무런 치료를 하지 않아도 2주 이내에 완쾌된다. 그러나 정도가 심할수록 치유되는 기간도 길어져 회복까지 1년 이상 걸리는 수도 있다. 그리고 회복기간 중 신경섬유의 재생이 잘못되는 경우에는 평생 완치가 안 되는 예도 있다.

다시 말해 눈을 감았다 떴다 할 때 입가와 눈가의 움직임에 동조해 씰룩씰룩 움직이거나, 식사나 대화를 할 때 입을 움직이는 데 동조해 눈가에 가벼운 경련이 동반되는 경우에는 어떤 치료를 해도 완치가 불가능하므로 치료를 포기하는 것이 현명하다. 이런 경우 치료 가능성 여부는 전문의에게 문의해보는 것이 바람직하다.

➕ 치료법

안면신경마비 환자의 치료원칙을 살펴보자. 안면신경마비 환자의 대부분(70~80%)은 아무런 치료를 받지 않아도 저절로 치유된다. 다시 말해 어떤 치료를 받아도 낫게 된다는 이야기다.

혈액순환장애로 인한 안면신경의 허혈, 부종, 염증 등을 치료하기 위해 부신피질 스테로이드제, 혈관확장제, 비타민제 등이 사용되고 있다. 물론 바이러스가 원인인 경우에는 항바이러스제를 복용해야 한다.

 신경통증 클리닉에서 시행하고 있는 성상신경절 치료는 안면 부위의 혈액순환을 원활하게 해주는 치료로서 선진국에서도 각광받는 혁신적인 치료요법이다.

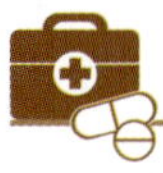

05 안면경련

대인관계 기피 등 스트레스 심해…… 안면신경감압술로 치료

36세 된 한 여자 환자는 4년 전부터 가끔 한 번씩 왼쪽 눈 아래가 떨렸다. 과로로 인한 증상으로 생각하고 대수롭지 않게 여겼으나, 점차 눈 주위 떨림의 정도와 빈도가 심해지더니 입까지 내려왔다. 특히 낯선 사람을 대하거나 긴장하면 증상이 더욱 심해졌다. 한약을 먹거나 침도 맞아보고 양약도 복용해보았지만 효과가 없었고, 증상은 더욱 악화되었다.

✚ 원인

안면경련이란 안면신경이 지배하는 눈과 입 주위를 포함해 일측성으로 오는 불규칙적인 근수축으로 특징지어지는 병적 상태를 말한다. 안면경련의 평균 발병연령은 40~50대 사이이며, 남성과 여성의 비율은 약 1:2로 여성에게 더 많이 발생한다.

발생 원인은 뇌 속 혈관의 비정상적인 주행으로 인해 안면신경과 혈관이 너무 인접해서 오는 경우가 가장 많지만, 드물게는 뇌종양, 뇌저동맥기형, 동정맥기형, 동맥루 등의 원인으로 인한 경련도 발견되어 X-레이, CT, MRI와 같은 방사선 검사가 필요하다.

➕ 증상

경련은 처음 발병시 눈 주위로부터 시작해 안면근으로 진행하는 경향이 있다. 정서적으로 스트레스를 받거나 피로하면 더 악화되며, 경련이 심한 경우 지속적인 근 수축으로 시야장애가 생긴다. 특히 반대쪽 시력이 나쁜 사람의 경우에는 시야장애로 인해 운전, 계단 오르기 등의 일상생활도 불가능해진다. 또한 대인관계를 피하게 되고 정서적으로도 점차 위축되어 많은 정신적 스트레스를 받게 된다.

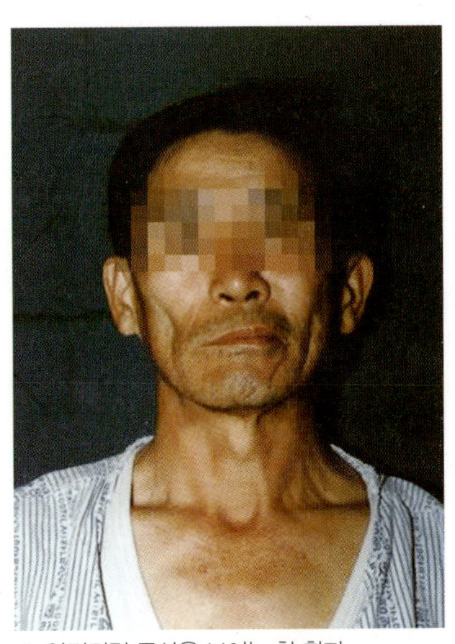

❖ 안면경련 증상을 보이는 한 환자.

➕ 치료법

안면경련의 치료방법으로는 수술과 비수술적 방법이 있다. 수술적 방법은 머리를 열고 하는 뇌 수술, 즉 안면신경감압술인데 성공률은 약 80~90%에 달해 좋은 결과를 얻고 있다.

그러나 고령, 전신상태 불량, 심한 전신질환 등이 있는 경우 전신마취가 불가능하므로 비수술적 방법을 선택해야 한다. 비수술적 방법으로는 약물요법, 신경독의 국소 주입, 오브라이언(O'Brien)법, 천자압박법이 있다. 비수술적 방법의 효과는 평균 유효기간이 짧은 단점이 있다.

약물요법은 거의 효과를 기대할 수 없고 심각한 부작용도 우려된다. 신경독(botulinum toxin)을 경련 근육 부위에 국소 주입하는 방법과 눈으로 가는 안면신경의 말초가지에 알코올을 주입하는 오브라이언법이 있는데, 이 두 방법 모두 3~5개월 정도 지속되며 이후 재발한다. 천자압박법은 목 뒤쪽에서 안면신경이 나오는 입구에 바늘을 천자해 압박하는 방법으로 효과는 평균 유효기간이 10개월 정도다.

비수술적 방법은 뇌 MRI인데 뇌종양으로 인한 안면경련이 아님을 확인한 후 시행하는 것이 원칙이다. 환자는 병원에 내원하여 전문가와의 상담을 거쳐 가장 정확한 치료방법을 선택해야 한다.

✳ 핵심 포인트

안면경련

안면경련은 눈가가 가끔 떨리는 가벼운 증상도 있지만, 지속적으로 안면근까지 심한 경련이 진행되어 일상생활이나 대인관계를 피하게 되는 경우도 있다. 이 경우 수술법과 비수술적 방법이 있는데, 통증 클리닉에서는 외래에서 간단히 보툴리눔 국소 주사를 통해 경련을 해결할 수 있으나 재발한다는 단점이 있다.

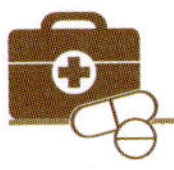

06 안검경련

눈 주위 근육 수축, 정신고통 수반······ 신경독 치료 효과적

➕ 원인 및 증상

안검경련(Blepharospasm)이란 안면신경이 지배하는 눈 주위의 근육인 안륜근이 의지와 관계없이 강직성 수축을 하는 것으로, 통증이나 가려움증이 없고 생명에 위험을 초래하지는 않지만 환자에게 커다란 정신적 고통을 주는 질병이다. 안검경련과 더불어 볼과 입술 주위로 진행하는 경우를 안면경련이라고 한다.

안검경련의 발생 원인은 정확히 알려져 있지 않지만 대부분의 경우 뇌의 기저핵에 이상이 있는 것으로 생각된다. 이 질환은 간헐적으로 발생하는 경우에는 대부분 양측성으로 나타나고, 정서적 스트레스나 피로로 더 악화된다. 또한 환자는 대인관계 기피증이나 우울증 등의 사회적 · 직업적 · 정신적 문제를 겪기도 한다.

안검경련과 관련해 감별해야 하는 질환으로는 안면경련, 상습적인 국부경련(tic), 말초성 안면신경마비 후 이상 기능항진 등이 있다.

안면경련은 중년 여성에게 많이 나타나며, 눈 주위에서 시작해 시간이 지나면서 볼, 입술 주위, 목 부위까지 확산된다. 경련의 정도도 점차 강해지고 출현횟수도 많아지며 극히 드물게 양측성으로 발생한다. 발생 원인은 뇌 속 혈관의 비정상적인 주행으로 인해 안면신경과 너무 인접해서 오는 경우가 가장 많지만, 드물게는 뇌종양과 같이 다른 원인에 의한 경련도 발견된다.

상습적인 국부 경련은 소아에서 많이 볼 수 있는 불수의적(의지와 관계없는) 운동으로 안면신경의 지배를 받지 않는 얼굴 부위에서도 강직성 수축을 볼 수 있다. 의식적으로 수축을 재현할 수 있으며 억제할 수도 있다.

또한 말초성 안면신경마비 후 이상기능항진은 안면신경마비를 겪은 환자가 완전히 회복되지 못한 경우 안면에 비정상적인 연합운동이나 경련이 발생하는 것이다. 눈을 감았다 떴다 하면 입가도 안륜근의 움직임에 동조해 실룩실룩 움직인다. 또는 식사를 할 때나 말을 할 때도 입을 움직이는 데 동조해 안륜근이 움직인다. 이는 안면신경마비 후 신경섬유가 재생될 때 혼선되기 때문이다. 경련은 일반적으로 가볍게 나타난다.

➕ 치료법

안검경련의 치료방법으로는 약물요법, 안면신경블록, 신경독의 국소 주입이 있다.

약물요법으로는 여러 가지 약물치료(항경련제, 진정제, 스테로이드

48

등)가 실시되지만 효과를 보지 못하는 경우가 대부분이다. 안면신경 블록은 안면신경이 뇌 속에서 밖으로 나오는 경유돌공 부위에서 안면 신경 전체를 블록하는 천자압박법보다 안륜근을 지배하는 안면신경 분지를 선택적으로 블록하는 오브라이언법을 시행하는 것이 좋다.

또한 신경독(botulinum toxin)을 이용하는 방법은 경련을 가져오는 안륜근에 신경독을 소량 주입해 운동신경종말의 수용체와 결합시켜 신경전달물질인 아세틸콜린의 신경종말 유리를 억제함으로써 가역 적인 근육마비작용을 발휘한다. 다음 날부터 효과를 보이고 6일째쯤 에서 최고점에 달하며, 평균 4개월간 효과를 지속한다. 환자 입장에 서 편안해하는 방법이며, 특히 외래에서 시술이 가능해 수술적 요법 을 기피하는 환자에게 편리하게 사용할 수 있는 장점이 있다.

*** 핵심 포인트**

안검경련
중년 여성에게 많이 나타나는 안검경련은 눈 주위에서 시작해 시간이 지나 면서 점차 볼, 입술 주위, 목 부위까지 확산될 수 있고, 정서적 스트레스나 피로할 경우에 더욱 악화된다.

07 비정형 안면신경통(안면통증)

정신적 · 신체적 스트레스 연관······ 과거병력 알아야 진단

증례

67세 된 한 여자 환자는 10년 정도 지속된 좌측 하악통증으로 내원하였다. 통증이 나타난 뒤로는 잠도 잘 못 잔다. 약도 복용해보았고 외과적인 신경절제술도 시행받았지만 일시적인 통증 감소 후 다시 재발되어 증상을 호소하였다. 슬하에 아들과 딸을 두었으며 남편은 헌신적이었으나 지쳐 보였다. 주로 아들에게 자신의 상태에 대해 죄책감을 느낄 정도의 우울함을 표현하였다.

신경통증 클리닉을 방문하여 삼차신경 세 번째 가지에 해당되는 부위의 신경차단과 성상신경절차단을 통하여 일상생활로 돌아갔다. 아들과 외식도 하고 통증의 악몽에서 많이 호전되었다.

➕ 원인

비정형 안면신경통이란 삼차신경통이나 다른 신경통 등으로 분류할 수 없는 안면 부위의 통증을 넓게 표현한 것이다. 분류하기가 힘든 만큼 이 질환은 환자에게도 의사에게도 어려운 질환이다.

삼차신경통은 대부분 얼굴의 한쪽에만 국한된 반면 이 질환은 얼굴에 일측성 또는 양측성으로도 발생하고 주로 여성에게 발생하며, 행동 및 심리적인 장애병력을 갖고 있는 경우가 있다.

비정형 안면신경통은 여러 원인으로 발생되므로 특정한 유발인자를 찾기 어렵다. 코 주위에 존재하는 부비동, 턱, 치아, 두개골 아래 부위에 감염이나 염증에 의해서 신경이 자극을 받거나 손상되어 발생할 수 있고, 삼차신경의 말초분지에 손상을 입히는 안면부 외상의 병력이 있는 경우도 있으며, 드물게 삼차신경을 압박하는 종양이 발견되기도 한다.

➕ 증상

임상적으로 삼차신경통은 전기쇼크 또는 칼로 찌르는 듯한 통증이 몇 초에서 몇 분 동안 불규칙하게 반복되어 안면의 다른 부위로 뻗치는 경향이 있다. 무통기간은 몇 개월에서 몇 년까지도 지속되며 대화를 하거나 세수, 양치질, 식사 등 가벼운 접촉만으로도 격심한 통증이 유발된다.

이에 반해 비정형 안면신경통은 통증 유발점이 없다. 통증의 강도도 삼차신경통처럼 심하지 않아 통증 때문에 말을 못하거나 먹지 못하는 경우는 거의 없으며, 세수도 할 수 있다. 삼차신경통과 달리 중앙선을 건너 반대쪽까지 통증이 퍼진다.

통증은 지속적으로 나타나 통증이 없는 기간이 거의 없다. 하루를 기준으로 통증 정도가 약간 달라지는데, 이것은 정신적·신체적 스트레스와 관련된다. 또한 통증부위에 감각 저하나 불쾌한 이상감각이 있는 경우가 많다.

여러 가지 원인이 다양하므로 광범위한 진단적 평가(신경외과, 치과, 이비인후과)가 이루어지게 되지만, 대부분의 환자는 방사선 검사나 병리검사 등에서 정상 소견을 나타낸다. 따라서 이들 환자의 진단에는 많은 어려움이 따르는데 자세한 과거병력 청취, 통증부위, 통증의 성질, 강도, 지속시간, 유발인자 등이 중요한 진단의 단서가 될 수 있다.

➕ 치료법

비정형 안면통증의 치료는 약물요법이나 신경차단 및 외과적 수술방법 등이 있으나 모두 적절한 치료는 아니다. 환자의 증상을 확실히 제어해주는 약제는 없지만 항경련제, 삼환계 항우울제, 페노다이진(phenothiazine) 등의 복합요법이 도움이 되기도 한다. 그러나 이러한 내과적 치료는 거의 효과를 보기 힘들며, 통증부위를 지배하는 신경절제·제거술은 오히려 상태를 더욱 악화시킨다.

수술적 치료로는 미세혈관 감압술이나 삼차신경절에 직접적인 만성전기자극 등을 주어 약간의 효과를 보았다는 결과도 보고된 바 있으나 확실하지는 않다.

신경통증 클리닉에서는 이런 환자에게 성상신경절차단을 시행해 안면 부위에 혈관을 확장시키고 깨어진 자율신경의 균형을 바로잡아 줌으로써 증상완화를 가져올 수 있다. 더불어 해당 부위에 분포하는 삼차신경치료를 병행함으로써 탁월한 치료효과를 보고 있다.

비정형 안면신경통

삼차신경통이나 다른 신경통 등으로 분류할 수 없는 안면 부위의 통증을 말한다. 통증의 양상과 강도가 너무나 다양하며, 보통 여러 과(신경외과, 치과, 이비인후과)에서 다양한 검사를 했지만 정상소견을 보이는 경우가 많다. 또한 여러 가지 다양한 치료에도 효과가 없었거나 오히려 악화되어 수소문 끝에 통증 클리닉을 찾는 경우가 많다.

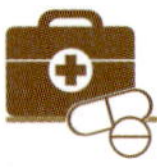

08 턱관절통

치아 부정교합에서 동통 발생…… 한쪽으로 씹는 습관 고쳐야

➕ 원인

얼굴이나 관자놀이 부위가 짜증스럽게 쿡쿡 쑤시면서 무겁게 느껴지는 경우 편두통이라고 간단히 생각해버리는 경우가 많다. 그러나 이 경우 턱관절통이 아닌지 한 번은 의심하고 넘어가야 한다. 턱관절통은 입을 벌리거나 다물 때 또는 음식을 씹을 때 귀 앞 관절부 내지 귓속에서 소리나는 증세가 가장 흔하게 나타나며, 심한 경우 통증 때문에 입을 벌리기가 힘들다.

턱관절은 얼굴의 양쪽 귀 앞쪽에 있는 관절이다. 턱관절은 양쪽 두 개의 관절이 동시에 움직이며 말하거나 음식물을 씹을 때 주로 움직이는데, 가장 많이 움직이는 관절 가운데 하나다. 보통 사람이 음식을 씹을 때 필요한 힘은 성인 한 사람을 들어올리는 힘과 비슷한데, 턱관절은 음식을 씹을 때마다 이러한 충격을 받는다.

턱관절에 이상이 생기는 원인은 치아, 즉 위·아랫니가 물리는 교합 상태에 문제가 생겨 나타나는 경우가 가장 흔하다. 위턱과 아래턱의 치아는 정상적인 경우 톱니바퀴처럼 맞물려 있다. 그러나 치아가 빠졌거나 이를 해넣었으나 잘 맞지 않거나 틀니를 끼고 있는 경우 또는 사랑니가 나서 이가 물리는 상태에 변화가 생기거나 선천적으로 부정교합이 있는 경우에는 위아래 치아가 서로 맞물리지 않고 조금씩 미끄러지면서 턱뼈도 같이 미끄러져 관절에 미세한 자극이 계속된다.

이러한 상태가 지속되면 턱뼈의 위치가 변하고 턱관절의 디스크가 미끄러져 원래 자리를 벗어나 턱관절의 이상을 초래한다. 오징어같이 딱딱하고 질긴 음식을 즐기는 사람에게서 특히 많이 나타나고, 음식을 한쪽으로만 씹는 편측성 저작 습관을 갖고 있는 사람에게서 이런 문제가 나타나는 것을 흔히 볼 수 있다.

그밖에 청소년층에서 턱을 괴는 습관으로 인해 턱관절통이 생길 수도 있다. 최근에는 스트레스가 턱관절통의 중요한 원인으로 부각되고 있다. 또한 스트레스와 연관된 문제 중 하나로 숙면 중 나타나는 이를 가는 습성이 있다. 이러한 습성이 있는 사람의 경우 턱관절에 이상이 생길 가능성이 훨씬 높다.

➕ 증상

턱관절은 다른 관절과 마찬가지로 아래 턱뼈와 두개골 관절 사이에 디스크가 있고, 관절 내부는 관절에 영양 공급을 하고 균을 죽이는 면역능력이 있는 활액으로 채워져 있다. 의학적으로 턱관절의 문제로 인해 통증 및 증상이 나타나는 경우를 악관절 동통 및 기능장애라고 한다.

턱관절의 디스크는 단단한 섬유성 연골로서 뼈와 뼈 사이에서 음식을 씹을 때 생기는 충격을 흡수하는 쿠션 역할을 하며, 턱뼈가 움직일 때 같이 움직여 턱의 운동을 도와준다.

그러나 이런 디스크가 원래 자리를 벗어나면 뼈와 뼈 사이에 디스크 후방조직, 다시 말해 신경이 분포되어 있는 인대가 눌리면서 신경에 압박을 가해 씹을 때 통증이 심해지고, 입을 벌릴 때는 이런 인대가 심하게 늘어나면서 몹시 아프게 된다. 이때 디스크가 반쯤 벗어난 상태에서 디스크 후방의 두꺼운 부위가 뼈와 뼈 사이에 걸리면서 소리가 나게 된다.

턱관절통의 특징 중 하나는 연관통으로 두통이 나타난다는 점이다. 보통 턱관절통이 있는 사람의 70~80%에서 두통이 함께 나타나는데 편두통이 대부분이다. 이런 현상은 턱관절 질환이 만성으로 오래 진행된 사람일수록 잦으며, 턱관절에서 아무런 증상을 느끼지 못하는 경우에도 두통이 먼저 나타날 수 있다. 심지어 몇 년씩 두통으로 고생하다가 나중에 턱관절 치료를 받고 두통이 완전히 없어지는 경우도 가끔 있다.

✚ 치료법

턱관절통의 치료는 턱관절 디스크의 치료, 저작근 유발점 치료, 성상신경절 치료와 더불어 부정교합을 교정해주어야 한다. 이런 치료

와 함께 잠잘 때 이를 가는 습관, 한쪽으로만 음식물을 씹는 습관,
딱딱하고 질긴 음식 등을 즐기는 습관 등을 고쳐야 재발을 방지할 수
있다.

턱관절통

턱관절통은 입을 벌리거나 다물 때 또는 음식을 씹을 때 귀 앞 관절부 또는
귓속에서 소리나는 증세가 가장 흔하게 나타나며, 환자의 70~80%에게서
연관통으로 두통이 나타난다.

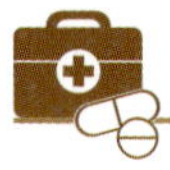

09 측두동맥염

편두통의 원인 · 고령층 여성에 많아…… 얕보면 실명

✚ 원인

거대세포(giant cell) 동맥염이라고도 불리는 측두동맥염(temporal arteritis)은 중형 · 대형 동맥의 염증을 일으키는 질환으로, 경동맥 가지 중 특히 관자놀이 부위를 지나가는 측두동맥을 자주 침범하지만 다른 부위의 동맥도 침범할 수 있는 전신질환이다.

대부분 50세 이상의 고령층에 많고 여성에서의 발생빈도가 두 배 이상 높다. 조직병리학적으로 혈관벽에 염증성 단핵구가 침윤하면서 빈번하게 거대세포를 형성하며, 혈관내막이 늘고 내탄성막층의 분절이 보인다. 아직 정확한 원인을 알 수는 없으나 자가면역반응, 특히 세포매개성 면역이 이 질환과 관련 있을 것으로 생각된다.

✚ 증상

측두동맥이 침범된 환자에게서 발견되는 주증상은 편측 또는 양측의 두통이다. 질병 초기에는 측두동맥이 박동하나, 시간이 지나면서 염증반응으로 인해 폐쇄되어 두꺼운 결절성 동맥이 관찰된다. 통증은 지속성·표재성·박동성의 성질을 가지고 있으며, 야간에 악화되는 경향이 있다.

통증부위는 측두부(관자놀이)가 중심이 되지만 앞이마나 머리 뒷부분에 통증이 올 수도 있다. 압통이 현저하고 머리를 감을 때 통증을 느끼는 경우도 있다. 그밖의 전신증상으로는 미열이나 권태감, 식욕저하, 체중 감소, 관절통, 근육의 압통이나 경직 등이 있다.

특히 치료하지 않을 경우 측두동맥염의 합병증인 허혈성 시신경염으로 악화되어 심한 경우 갑작스런 실명까지 초래될 수 있으며, 경동맥이나 추골동맥의 병변이 있는 경우 뇌경색을 일으키기도 있다.

측두동맥염의 진단은 특징적인 국소증상이나 임상검사 소견으로 진단이 가능하다. 임상검사 소견으로는 혈침속도의 상승, 백혈구 증가 등의 염증 소견 외에 혈청 단백질의 상승 등을 보인다. 그러나 확실한 진단을 얻으려면 측두동맥의 조직검사가 필요하다.

➕ 치료법

치료로서 우선적으로 스테로이드가 사용되는데 1주일 정도 사용하면 증상이 많이 호전되며, 이후 점차 용량을 줄이는 테이퍼링이 필요하다. 증상이 경감된 후에도 재발을 방지하기 위해 스테로이드 요법을 6~12개월 동안 지속한다.

신경통증 클리닉에서는 이런 환자에게 약물요법과 병용해 신경블록을 시행한다. 성상신경절 블록이나 압통이 있는 측두동맥 주위에 약물을 투여하면 증상을 완화시킬 뿐 아니라 스테로이드 투여량을 빨리 감소시키는 등 우수한 치료효과를 볼 수 있다.

측두동맥염

고령의 환자에서 측두부(관자놀이 부위) 통증이 있고, 특히 측두동맥이 박동하거나 결절이 만져진다면 측두동맥염을 의심해봐야 한다. 합병증으로 실명까지 생길 수 있기 때문에 조기 진단과 치료가 중요하다.

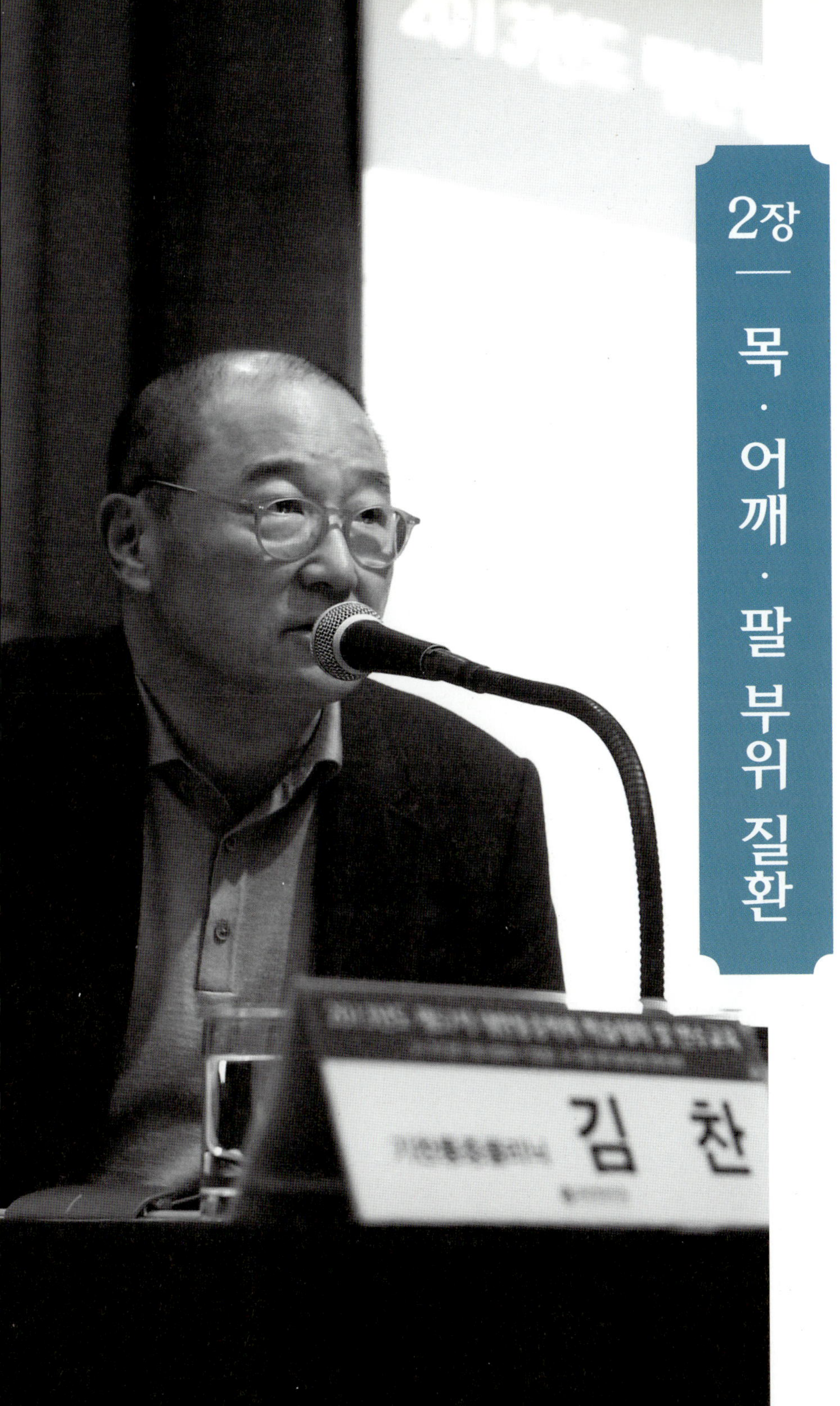

2장
목·어깨·팔 부위 질환

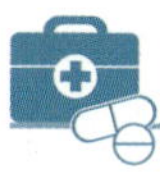

01 견관절 주위염(오십견)

어깨관절의 퇴행성으로 발생…… 운동요법 병행해야

➕ 원인

오십견은 어깨 부위의 노화나 부상 등으로 통증과 함께 운동제한이 있는 경우를 말한다. 발병연령은 30대 이상으로 다양하며, 특히 50대에서 잘 생긴다 해서 오십견이라고 불린다.

발병 원인은 불분명하지만 주로 노화에 따른 어깨관절 주위 연부조직의 퇴행성 변화로 인해 발생한다. 그밖에 어깨관절의 부상이나 깁스를 풀고 난 후 또는 입원 등으로 장기간 어깨관절을 사용하지 못한 경우에도 발생하며, 특별한 원인 없이 그러한 증상이 나타나기도 한다. 그밖에 당뇨병이나 목 디스크 등이 원인인 경우도 30~50%를 차지한다.

➕ 증상

오십견의 증상은 처음에는 어깨 부위가 가끔 아프며 호전과 악화를

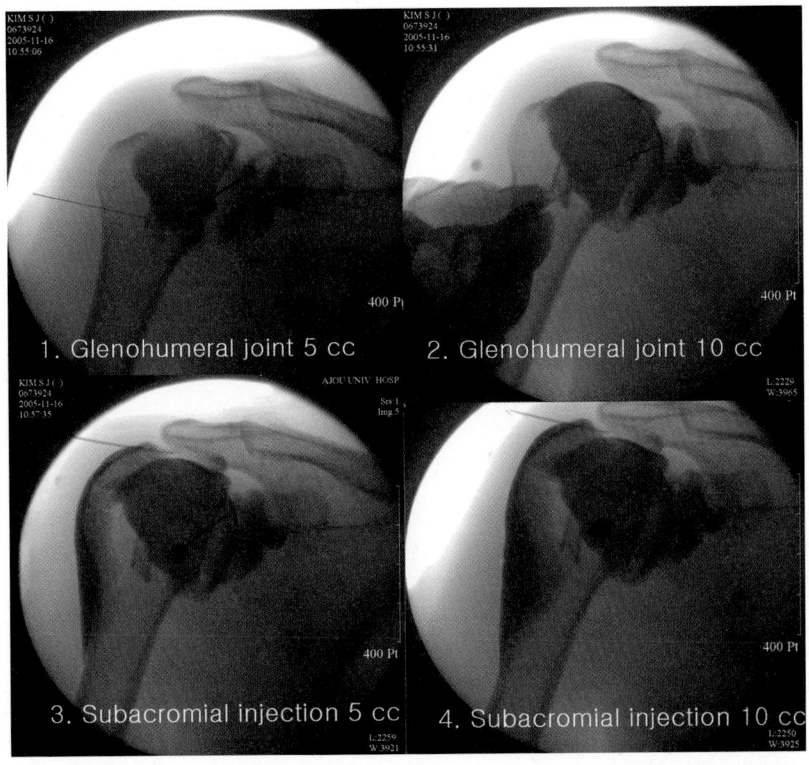

❖ 견관절 주위염 〈SIB 어깨관절주사〉.

반복하다가 점점 통증이 심해지면서 밤에 더욱 악화되어 잠을 설치기까지 하며, 목과 손가락 쪽으로까지 방사되는 통증을 나타내기도 한다.

환자들은 주로 "가만히 있을 때는 괜찮은데 팔을 위로 올리거나 뒤로 돌릴 때 어깨의 특정 부위가 깨지는 것처럼 아프다"고 하거나 "어깨부터 팔뒤꿈치까지가 쑤시고 아프면서 어깨를 들거나 돌릴 때는 통증이 더 심해진다", "어깨가 아파 머리를 감거나 옷을 입고 벗을 수가 없다"고 호소한다. 즉, 오십견이란 어깨의 통증과 더불어 어깨관절이 굳어지면서 운동의 제한을 받게 되는 상태를 말한다.

이런 환자들은 어깨 부위 단순촬영검사시 어깨관절에 석회 침착을 보이는 경우도 있으나, 대부분 정상 소견을 보인다. 따라서 이 검사는 오십견을 진단하기 위해서라기보다는 다른 질병을 감별하고 진단하기 위한 것이다. 즉, 견관절 연골의 소실이나 견관절 탈구 등의 여부를 확인하는 것이다.

➕ 치료법

오십견은 아무런 치료를 하지 않아도 6개월~1년이 지나면 저절로 자연치유되는 경우도 많다. 그러나 고식적인 방법으로 치료를 해도 통증과 운동장애가 오래 남는 경우도 있다. 저절로 낫는 병이라고 간과하지 말고 조기에 적절한 치료를 하는 것이 중요하다.

통증이 지속되는 환자 중에는 목 디스크를 동반하는 경우도 상당수 있으며, 골다공증이나 수술 후에 견관절 주위 조직의 유착 등이 원인이 되는 경우도 있다. 이런 경우에는 검사를 통해 정확히 진단을 받은 후 원인에 따른 치료를 받아야 한다.

신경통증 클리닉을 찾는 환자들은 여러 가지 고식적인 방법으로 몇 개월 동안 갖가지 치료를 해보고 나서도 증상의 호전이 없어 찾아오는 경우가 대부분이다. 이런 환자들 중에는 시간이 경과하면서 어깨 관절이 많이 굳어져 있는 경우가 대부분이어서 완치까지 시간이 걸린다.

오십견은 신경치료와 어깨운동을 병행해야 한다. 신경치료를 하지 않고 물리치료만 하게 되면 마치 고문을 당하는 것과 같은 어깨 통증으로 인해 제대로 치료를 시행할 수 없을 뿐만 아니라 효과 면에서도 훨씬 떨어지게 된다.

신경통증 클리닉에서는 오십견 환자의 치료로서 어깨관절의 혈액순환을 돕고 굳어진 어깨관절을 풀어주기 위해 성상신경절 치료, 견갑상 신경치료, 어깨관절강내 약물치료를 시행하고 있다. 이런 치료와 더불어 오십견의 운동요법을 병행하면 더욱 치유가 빠르다.

아래 오십견 환자가 신경치료를 받은 후에 집에서도 쉽게 할 수 있는 자가요법을 소개한다.

① 다리미 체조

- 아프지 않은 손으로 의자나 책상에 손을 얹고 허리를 구부린 다음 아픈 쪽의 손을 밑으로 떨어뜨린다.
- 반동을 주면서 손을 좌우로 흔든다.
- 반동을 주면서 오른쪽으로 원을 그리면서 돌린다. 다음에는 왼쪽으로 돌린다.

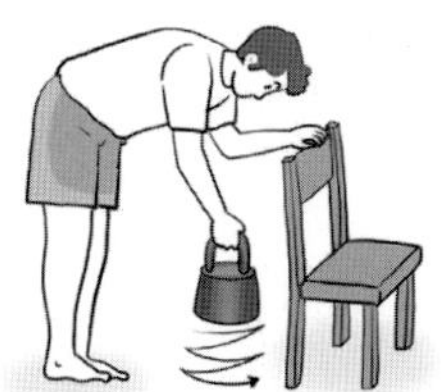 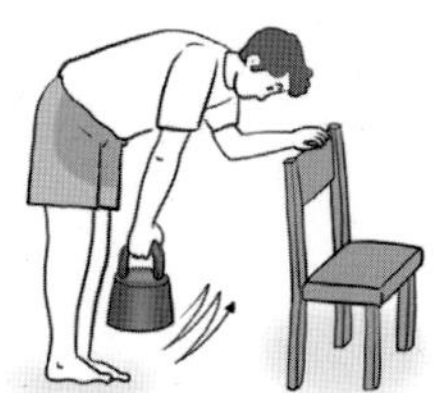 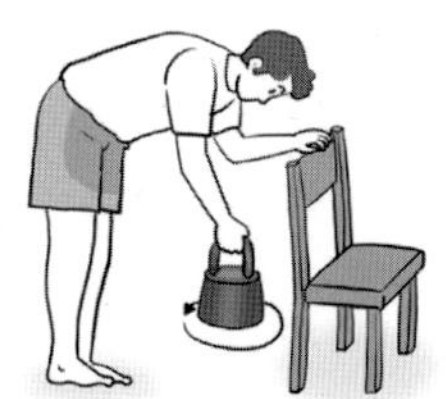

② **벽과 장롱을 이용한 체조**

- 다리미 체조로 운동범위의 개선이 확인되었다면 이번에는 마주 향한 벽을, 손가락을 번갈아가며 써서 위로 올라가는 체조다. 똑같은 자세로 벽을 따라 위로 조금씩 조금씩 올라가는 체조를 말한다.

- 장롱 같은 모서리에 가급적 아픈 쪽의 손을 올려놓고 그 상태에서 무릎을 굽힌다.

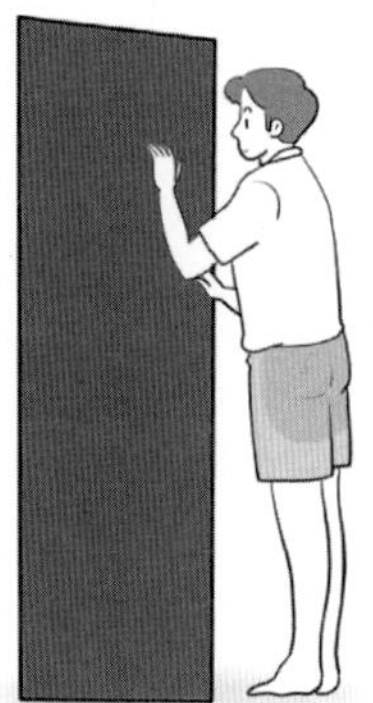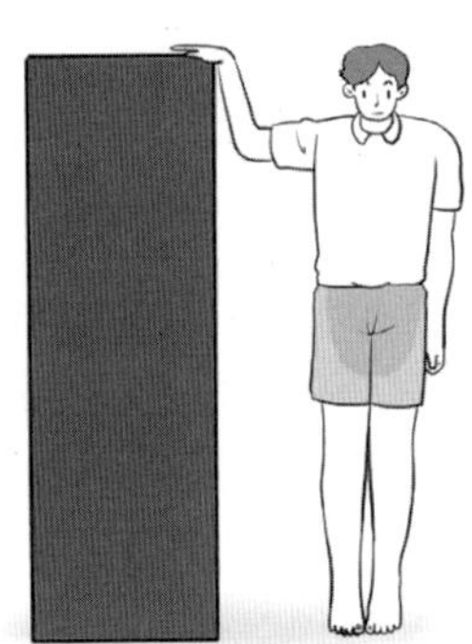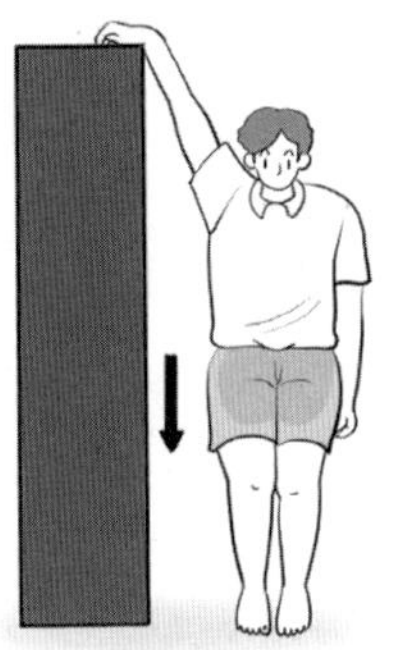

③ **타월체조**

- 타월의 양끝을 잡고 이것을 머리 위, 목 뒤 등으로 가져간다. 목욕할 때 등을 씻는 것처럼 허리 뒤로 아픈 팔을 당겨올린다.

- 아픈 어깨가 움직이기 쉽게 건강한 손으로 타월을 사용해 잡아당긴다.

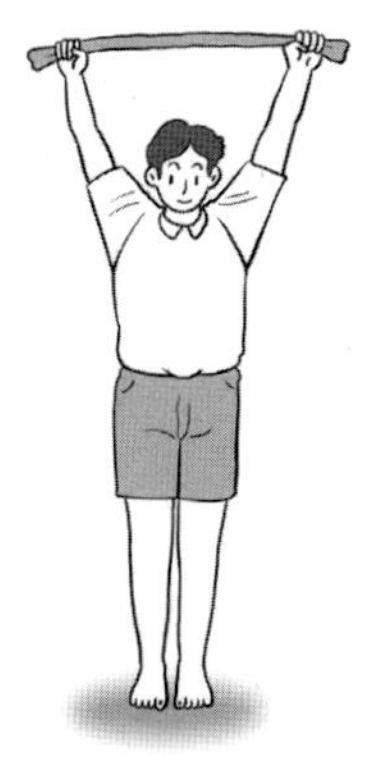
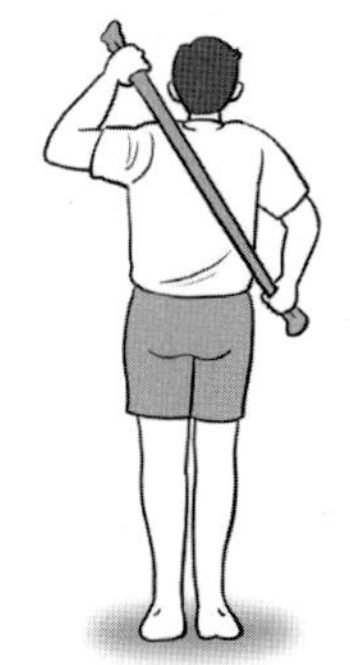
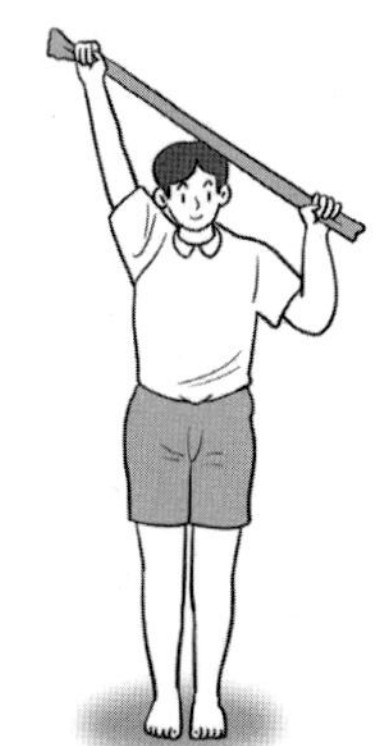

④ 저하체조(외회전 운동)

- 문에 서서 몸에 팔을 붙인 채로 팔꿈치를 직각으로 굽힌다.
- 손바닥을 벽에 대고 건강한 손으로 아픈 팔을 고정하고 천천히 몸을 돌린다.

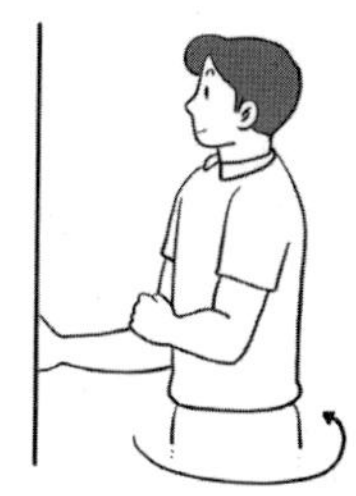
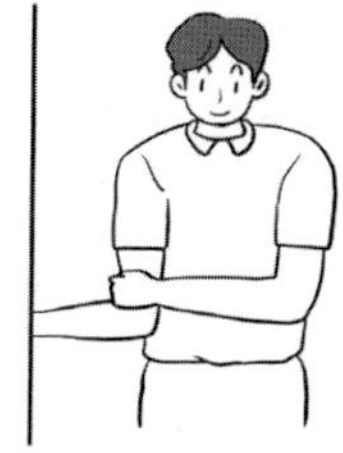
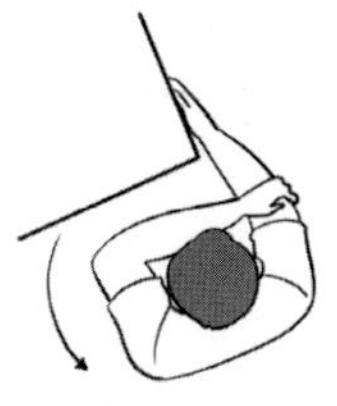

오십견을 예방하는 방법으로는 바른 자세 유지, 적당한 운동, 온열요법 등을 들 수 있다.

첫째, 바른 자세란 자연스럽고 피로가 없는 척추의 자연경사각을 유지할 수 있는 자세를 말한다. 귀에서부터 다리 쪽으로 수직선을 그린다고 가정했을 때 귀를 지나 어깨관절의 중앙을 거쳐 무릎과 발목뼈를 통과하는 선을 그릴 수 있다면 좋은 자세다. 이때 턱을 당기고 등근육을 펴며 좌우 어깨는 같은 높이가 되도록 하고 목은 수직이 되게 한다. 등을 너무 젖혀 차려 자세를 취하는 것은 오히려 어깨근육의 긴장을 유발할 수 있다.

의자도 푹신한 쿠션보다는 다소 딱딱한 것으로 팔걸이가 있는 것이 좋다. 그리고 팔을 늘어뜨리면 어깨에 부담이 가므로 옆으로 붙여 팔걸이에 얹고 등받이에 의지하지 말고 등근육을 쭉 펴고 발바닥은 바닥에 닿게 앉는다.

특히 운전을 할 때는 무거운 팔을 올린 채 핸들을 조작하기 때문에 어깨에 부담이 많이 간다. 따라서 이때는 상체와 목을 펴도록 한다. 1시간 이상 같은 자세를 취해야 하는 경우에는 가능하면 10분 정도 어깨근육을 이완시키기 위한 체조를 가볍게 하는 것이 좋다.

바른 자세를 유지하려면 잠잘 때의 자세도 중요한데 부드러운 침대나 이불은 척추의 자연경사를 흐트러뜨리므로 좋지 않다. 엎드려서 자는 자세도 목이 앞 또는 측면으로 구부러지게 하므로 어깨근육에 부담이 된다. 높은 베개의 사용 역시 목이 앞으로 숙여지게 되면서 어깨근육에 부담을 준다. 따라서 조금 딱딱한 침구를 사용하되, 베개의 높이는 8cm 전후에서 자신에게 가장 편한 높이를 선택한다.

둘째, 어깨 주변 근육의 긴장을 풀어주기 위한 방법으로 온탕이나 따뜻한 팩 등을 사용해 혈액순환을 촉진시키고 긴장완화를 유도한다. 하루 10~15분 정도 따뜻한 물에서 온탕을 하면서 목의 좌우전후

운동, 어깨의 상하운동을 한다.

　셋째, 하루 1시간 이상 전신운동이 되는 조깅, 경보, 수영, 등산, 가벼운 에어로빅과 같은 운동을 규칙적으로 하며, 실내에서는 가끔씩 어깨와 등근육을 풀어주는 체조를 실시한다.

　이런 질환에 있어 완치란 본인 스스로 미리 예방법을 생활화해 통증이 없는 생활로 질적 향상되는 것을 말한다. 따라서 신경통증 클리닉에서는 질환의 발병을 가능한 막고 발병시 퇴행의 속도를 줄이며 통증완화를 위한 신경치료를 병행함으로써 교육과 치료를 동시에 시행하고 있다.

견관절 주위염(오십견)
어깨의 통증과 함께 움직임이 제한되는 증상이 주로 50대에 나타난다고 하여 오십견이라 불리며, 약 1년 정도면 저절로 치유되기도 하나 적절한 신경치료와 함께 물리치료, 운동요법을 병행한다면 더욱 빠르게 치료될 수 있다.

02 경추 추간판탈출증(목디스크)

자세교정, 신경치료…… 증상의 악화와 호전 반복

37세 된 여자 환자로 건설현장을 많이 돌아다니며 하루에도 5~6시간씩 운전을 한다. 특별한 질환을 앓고 있지는 않으며 한 주에 한 번 정도 운동을 하는 건강한 사람이다. 그런데 얼마 전 우측 어깨 부위와 팔의 위쪽이 저린 듯 아픈 통증으로 내원하였다. 부딪치거나 다친 적은 없으며, X선 촬영에서도 큰 이상이 없었다.

환자의 통증은 처음에는 양어깨에 무거운 느낌이 드는 것으로 수년간 반복되었다. 그때마다 침을 맞거나 찜질을 했는데 점점 심해지는 통증으로 결국 내원하게 되었고, 자기공명영상검사에서 경추 부위의 추간판탈출증 소견을 보여 통증클리닉에서 치료 중이다.

✚ 원인

신경통증 클리닉을 찾는 환자 중에는 "이상하게 몇 년 전부터 날개

뼈 있는 데가 아프다", "혈압은 높지 않은데 뒷목이 뻣뻣하다", "몇 년 전에는 왼쪽 어깨가 많이 아팠는데 몇 개월 전부터는 오른쪽 어깨가 아프다", "혈액순환이 안 되는지 손이 많이 저리다"며 증상을 호소하는 사람들이 있다.

피곤하면 흔히 있을 수 있는 증상이지만 몇 년간 반복되면 병원을 찾게 된다. 이런 환자들은 일단 목 디스크 가능성을 염두에 두고 접근하게 된다.

실제로 스트레스를 많이 받으며 서류 작업이나 컴퓨터 작업을 많이 하는 직장인이나 어깨에 무거운 것을 많이 지고 나르는 직업을 가진 사람들, 머리를 숙이고 손을 많이 쓰는 일을 하는 사람들 중에는 어깨가 무겁고 목이 당긴다거나 어깨나 팔의 통증을 호소하는 사람들이 많다.

✚ 증상

다음 환자들의 경우를 살펴보자.

① 36세 남자 환자로 8년 전부터 목 뒤가 뻐근하고 어깨 뭉침이 자주 있었다. 장기간의 나쁜 자세에서 유발된 거북목 형태를 보인다.

② 41세 남자 환자로 수개월간 왼쪽 뒷머리 저림과 전기가 오는 듯한 찌릿한 자극이 있었고 왼쪽 등과 가슴 쪽으로 통증이 심했다. 또한 고개를 앞으로 숙이면 가슴 통증이 악화되고 왼쪽 팔로 내려가면서

당기고 저린 증상도 있다.

이 환자는 경추 6~7번 사이의 좌측으로 신경을 압박하는 목디스크로 진단되었다. 경추 7번 선택적 신경 뿌

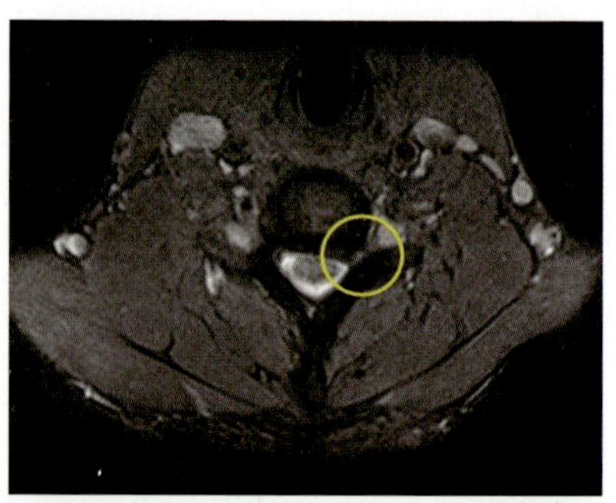

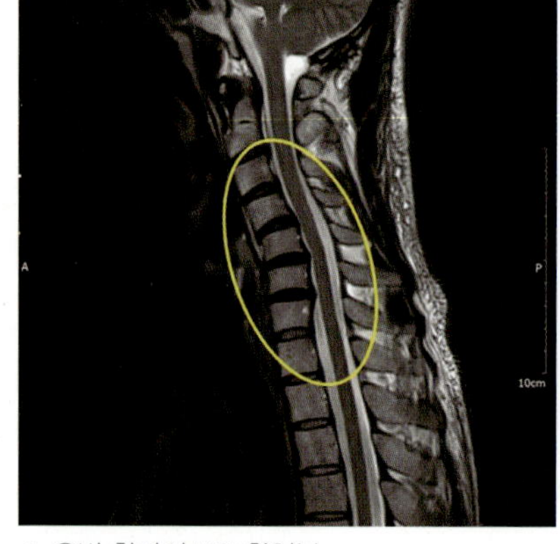

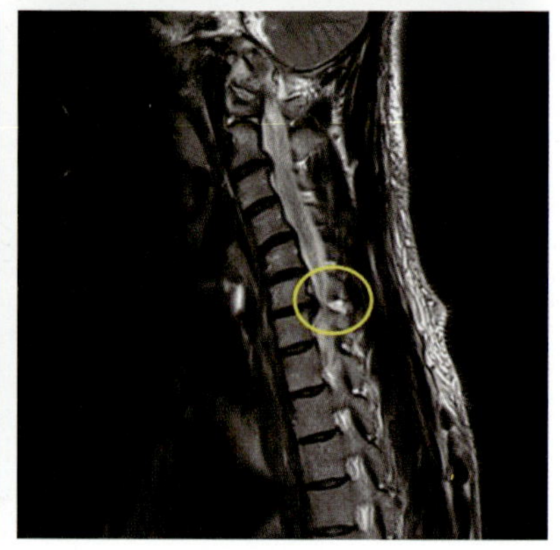

❖ ①번 환자의 MRI 촬영분.

리 주사와 경추신경의 염증을 없애기 위한 경막외강내 주사로 증상이 호전되었다.

이런 경우 나쁜 자세를 오랫동안 취해 근육의 과도한 긴장과 혈액순환 불량으로 근육이 굳어지면서 통증이 동반되는 근근막증후군을 먼저 의심해봐야 한다. 적절한 자세교정과 휴식, 통증유발점 주사 등으로도 증상이 계속되는 경우에는 목 디스크를 의심하는 단계로 넘어간다.

목디스크란 간단히 말해 목뼈 사이에 있는 추간판(디스크)이 신경이 있는 쪽으로 튀어나와 목에서 나오는 신경을 누르는 것을 말한다.

흔히 목신경은 목 부위에 국한된 통증을 유발하는 것으로 생각하기 쉬우나 목에서 나오는 신경은 뒷머리, 목 뒤, 양쪽 어깨에서부터 팔, 손가락, 앞가슴까지 분포하므로 목디스크 증상도 여러 형태로 나타날 수 있다. 또한 목디스크 환자들은 거의 공통적으로 잠잘 때 높은 베개를 베면 불편하다고 말한다.

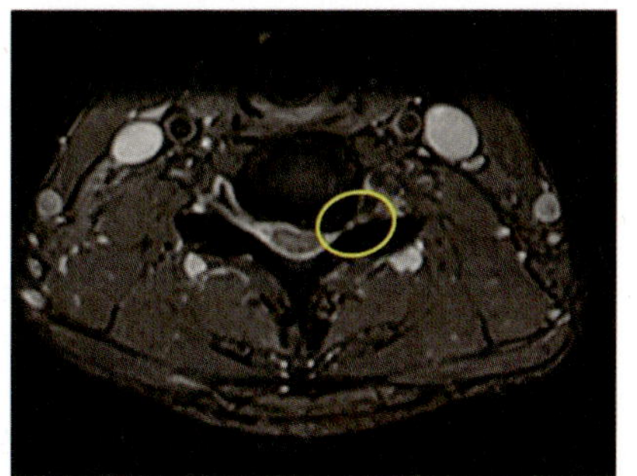

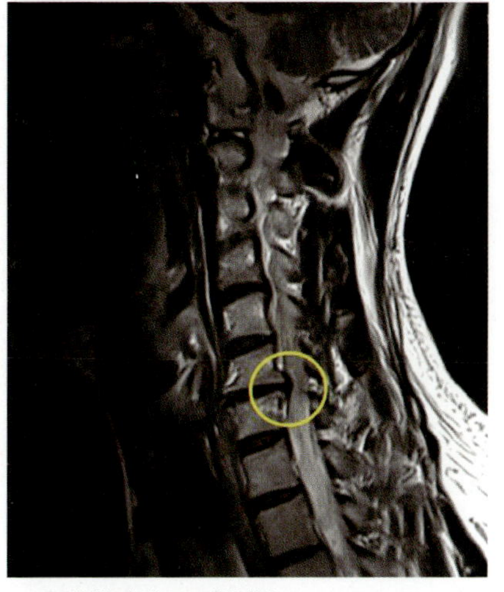

❖ ②번 환자의 MRI 촬영분.

몇 년 동안 뒷머리가 아파 고생한 사람이 자신의 증상을 두통의 일종으로 생각하고 두통약만 복용하다가 증상의 호전이 없어 병원을 찾는 경우도 있다. 어느 환자는 가슴 한 부분이 아프면서 날개뼈 사이가 항상 불편하다고 호소했다. 여러 차례 다른 검사를 실시했지만 원인을 찾지 못했고, 경추 MRI 촬영 결과 목디스크임이 밝혀져 치료를 받았다.

목디스크의 원인은 허리 디스크와 마찬가지로 퇴행성 변화이며, 여기에 덧붙여 좋지 않은 자세와 스트레스 등을 원인으로 고려해볼 수 있다. 따라서 나이가 들수록 또는 불량한 자세를 장시간 취할수록 악화될 수 있음을 명심해야 한다.

일단 디스크가 생기면 주위신경이 자극을 받으므로 신경에 염증이 생기고 붓고 주위근육이 수축된다. 또한 주위조직의 혈액순환에도 지장을 받게 되는데, 이러한 과정이 반복되면 통증은 더욱 심해지게 된다.

시일이 경과되면 만성통증이 되어 간단한 물리치료나 약물치료로 회복되지 않고 더욱 고통스러워진다. 따라서 초기에 신경 및 주위근육의 기능을 회복시키고 혈액순환을 원활하게 유지하는 것이 디스크 악화를 막는 길이라 할 수 있다.

➕ 치료법

신경통증 클리닉에서는 문제가 생긴 신경에 정확하게 신경치료제를 투여해 신경의 정상적인 기능을 회복시키고, 과도하게 수축된 주위근육들을 효과적으로 이완시킨다. 또한 혈액순환을 원활하게 해주어 질환의 만성적 악순환의 고리를 끊음으로써 질환의 악화를 막아

❖ 〈C−STE〉 경추 부위에 따른 경추 신경근 치료.

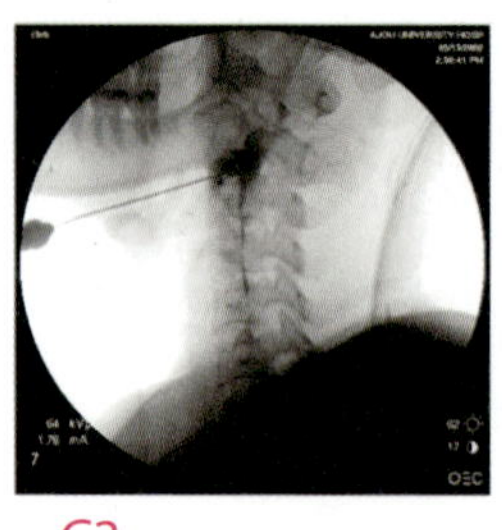

C3

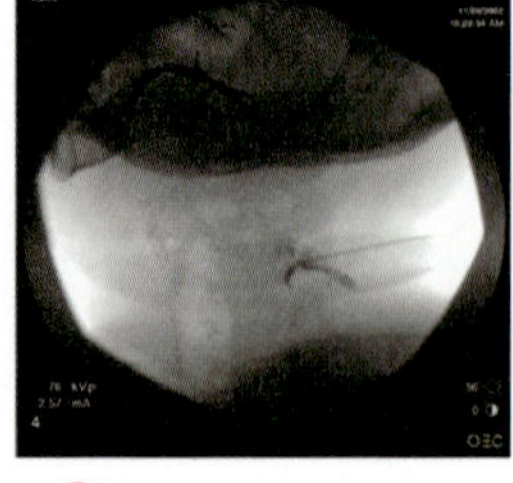

C4

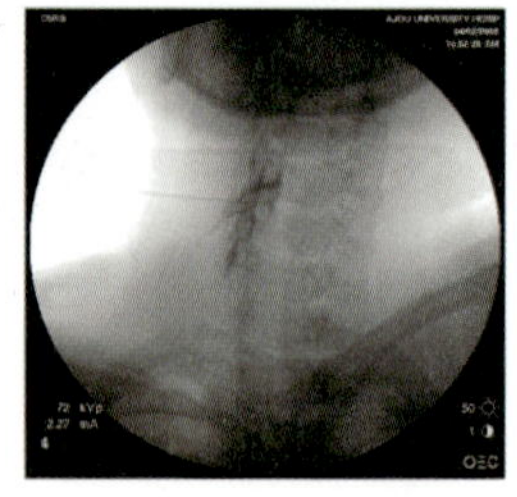

C5

준다.

환자들은 항상 자신의 병에 대해 숙지할 필요가 있으며, 증상의 악화와 호전이 반복될 수 있음을 알아야 한다. 특히 바른 자세를 취하도록 노력하고 매일 1시간 이상 전신운동과 혈액순환에 도움이 되는 온탕을 하고, 체중조절에 늘 유의해서 병이 악화되는 것을 미연에 방지하도록 노력해야 한다.

✳ 핵심 포인트

경추 추간판탈출증(목디스크)
목디스크란 간단히 말해 목뼈 사이의 추간판(디스크)이 신경이 있는 곳으로 튀어나와 신경을 누르고 염증을 일으켜 통증이 생기는 질환으로, 뒷목뿐 아니라 뒷머리, 양쪽 어깨, 팔이나 손, 앞 가슴까지 통증이 생긴다.

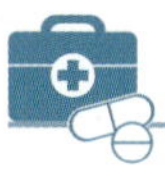

03 근근막증후군

긴장된 자세, 유산소 운동 결핍으로 유발······ 정확한 진단 중요

➕ 원인 및 증상

복잡해진 사회생활로 인해 현대를 살아가는 사람들은 어깨가 결린 다든지 목이나 등이 뻣뻣해지는 느낌을 자주 받게 되며, 특정 부위를 누르면 아픔이 느껴지는 경우도 있다. 이 통증은 일시적인 것이 아니라 몇 년간 지속되면서 환자는 몸 전체가 개운하지 않다는 느낌을 받게 된다. 이렇듯 목, 어깨, 등이 결리고 뻣뻣한데 다른 검사상으로도 특이 소견이 없을 때는 근근막증후군을 의심할 수 있다.

우리 몸의 골격근은 약 500개에 이르며 이들은 급·만성적으로 손상을 받을 수 있고, 각각의 독특한 통증 유발점이 생길 수 있다. 또한 때에 따라서는 통증이 있는 근육 부위가 아닌, 통증부위와 멀리 떨어진 곳에서도 통증 유발점이 생길 수 있다.

근근막통증이란 우리가 흔히 볼 수 있는 통증인데, 골격근과 근육막에서 유래하는 국소적 연부조직의 통증이다. 근근막통증은 그 부위에 압통을 보이는 경우와 통증 유발점에서부터 떨어진 곳으로 연관통을 나타내는 경우가 있다. 대개 단일근육에서 나타나는 급성의 근근막통증은 쉽게 치료될 수 있다. 그러나 만일 치료를 게을리하면 지속적 유발인자로 인해 근육의 과민성이 늘고 통증 유발점이 확장돼 통증의 범위와 심도가 커져 만성통증에 이르게 된다.

이런 근근막통증을 불러일으키는 가장 중요한 원인으로는 자세를 들 수 있다. 식탁 위에 팔을 괴고 머리를 숙이고 식사를 한다든지 다리를 꼬고 앉는 습관, 등과 목을 구부린 후 다림질 또는 세탁물 손질을 하거나 방바닥에 신문을 놓고 읽는 자세에서부터 사무실에서 장시간 컴퓨터를 다루는 사람들이나 수험생들처럼 스트레스를 받는 상황에서 오랜 시간 긴장된 상태로 허리를 구부리고 머리를 숙인 자세를 취하는 등 별생각 없이 행하는 이런 자세들이 몸의 근육에 많은 부담을 주게 마련이다.

근육에는 수많은 근섬유가 모여 있으며 근막으로 둘러싸여 있다. 이런 근육들이 긴장되면 근섬유의 길이가 짧고 굵어지면서 근육 사이로 흐르는 혈관이 눌려 울혈이 일어나고, 부분적으로 산소부족 현상이 발생한다. 근육은 에너지를 생산하기 위해 포도당과 산소가 필요한데 울혈로 산소가 부족해지면 포도당의 불완전연소로 유산이 생산된다. 근육의 긴장에 따른 근육 내 혈액의 저류로 이런 노폐물의 대사가 원활히 이루어지지 않고, 이들이 근육에서 통증을 유발시키는 물질로 작용하는 것이다.

또한 근육 내의 산소와 에너지 공급 장애로 근육 내에서의 에너지

대사에 이상이 와서 일부 근육에 비정상적인 대사항진이 일어나 골격근이 팽팽한 띠 모양을 형성하는 과자극 흥분성점이 생기기도 한다. 이런 흥분점이 앞에서 언급한 통증 유발점이 되는 것이다.

근근막통증이 계속되는 요인으로는 스트레스나 긴장된 자세, 영양분의 결핍 등을 들 수 있다. 이러한 증상은 앉거나 서 있는 때의 자세가 불편할 때 올 수 있다. 의자바닥이 너무 딱딱한 경우, 의자가 높아 발이 바닥에 닿지 않는 경우, 등받이가 없는 의자에 앉는 경우, 계속해서 머리를 앞으로 숙이는 자세를 취하는 경우 등이다.

등받이가 있어도 평평해 요추부를 지지하지 못하거나 등받이가 있으나 뒤쪽으로 기운 각도가 불충분해 등이 지지되지 않는 경우에는 일정 근육이 과긴장되면서 통증 유발점을 활성화시킨다. 서 있을 때 머리를 앞으로 숙인 자세를 취하는 경우에는 경부와 견관절의 근육에 스트레스를 주어 통증 유발점에서의 통증을 지속시킨다.

또한 타이피스트나 컴퓨터 프로그래머 같은 경우 손을 올린 채로 작업을 해야 하기 때문에 어깨를 움츠리는 자세를 취하기 쉽다. 따라서 지속적으로 견갑골이 올라간 자세로 인해 어깨 쪽 근육에 부담을 주어 통증 유발점에서의 통증을 지속시킨다.

영양소 결핍도 근육막의 통증 유발점을 지속시키는 역할을 할 수 있다. 비타민 B복합체, 특히 비타민 $B_1 \cdot B_6 \cdot B_{12}$와 엽산 등이 부족할 때나 칼슘과 철분 등이 부족할 때도 문제가 될 수 있다. 비타민 C가 부족하면 결체조직의 손상이 쉽게 와서 우리 몸의 모세혈관 약화 현상 등으로 반상출혈 등이 생기게 되고, 이들이 근육을 자극해 통증이 지속될 수 있다. 비타민 C는 흡연에 의해 산화가 촉진되므로 흡연자는 비타민 C가 빨리 고갈된다. 한편 감기 등의 바이러스 감염도 근육의 통증 유발점을 활성화시킬 수 있다.

근근막통증의 증상으로 판단할 수 있는 또 다른 질환으로는 목이나 허리 디스크로 인한 어깨나 팔 통증과 허리 통증을 들 수 있다. 어깨나 팔의 통증을 호소하는 환자 중에는 심장이 나쁜 경우도 드물게 있으며, 위나 십이지장이 나쁜 경우에 허리 통증이 나타나는 경우도 있으므로 의사의 정확한 진단이 중요하다.

➕ 치료법

근근막증후군과 흔히 볼 수 있는 목 · 허리 디스크의 치료 및 예방법은 다음과 같다.

① 치료법
- 근근막증후군 : 통증 유발점을 찾아 그곳에 신경치료를 함으로써 굳어진 근육을 풀어주고 혈액순환을 원활하게 해준다.
- 목 · 허리 디스크 : 디스크로 눌린 신경에 신경치료를 함으로써 신경이 부은 것을 가라앉히고 염증을 없애주며, 근육을 이완시켜 혈액순환을 원활하게 해준다.

② 예방법
- 방바닥에 앉지 말고 의자에 앉아 공부한다.
- 의자에 앉을 때는 고개를 똑바로 하고 턱을 당긴 상태에서 엉

덩이를 의자 깊숙이 직각으로 앉는 것이 좋다.

- 1시간 작업 후 5분 정도는 의자에서 일어나 가벼운 목운동과 허리운동을 한다.

③ 하루에 1시간 정도 전신운동이 되는 수영, 조깅, 에어로빅, 경보 등을 한다.

④ 하루에 10~20분 정도 온탕에서 긴장된 근육을 풀어주고 혈액순환을 도와준다.

⑤ 척추나 관절 및 근육에 무리가 가지 않도록 체중을 적절히 유지한다.

⑥ 비타민(비타민 B복합체, 비타민 C) 등 영양분을 골고루 섭취한다.

✳ 핵심 포인트

근근막증후군

스트레스를 받는 상황에서 오랜 시간 긴장된 상태로 허리를 구부리고 머리를 숙인 자세를 취하는 등 별생각 없이 행하는 자세들이 수많은 근육에 부담을 주면서 통증 유발점을 만들어 목, 어깨 등이 결리고 뻣뻣한 증상들이 나타나는데, 이를 근근막증후군이라 한다.

04 수근관증후군

팔꿈치 어깨까지 통증…… 영양 공급으로 치료

증례

62세 된 여자 환자로 수년간 지속된 양쪽 손의 저림과 통증으로 내원하였다. 숟가락이나 젓가락을 오래 들 수 없고 버스 손잡이를 잡으면 저린 증상이 악화되며 통증이 유발되었다.

식당일, 특히 설거지나 청소 등을 수십 년간 해왔으며 현재도 일을 계속하고 있다. 신경검사상 정중신경의 전달 속도가 많이 감소되어 있었고, 이학적 검사에서도 양측 엄지손가락의 기저 부위가 약간 위축된 양상을 보였다.

➕ 원인

사지 말초신경이 관절 주위의 좁은 섬유성터널 부위에서 만성으로 그물을 쳐놓은 것처럼 압박장애되어 해당 신경 지배영역의 저린 통증, 이상감각, 감각저하 등을 초래했을 경우를 포착성 신경병증(entrapment neuropthy)이라고 한다.

　수근관증후근은 만성 포착성 신경병증 중에서 가장 흔하며, 엄지에서 네 번째 손가락의 일부까지 가는 정중신경이 손목 안쪽에 있는 수근관이라는 신체 구조물 내에서 압박을 받아 생기는 지연성 신경마비로 정의할 수 있다.

　이 증후군은 30~60세 사이에서 가장 흔히 발생하며, 여자가 남자보다 다섯 배나 많이 발생한다. 편측성이 많으나 양측성도 희귀하지 않으며, 양측에 발생하는 경우 많이 사용하는 손의 증상이 심하다.

　정확한 원인이나 유발인자는 밝혀지지 않았으나 수근관의 공간을 감소시킬 수 있는 모든 경우가 원인이 될 수 있다. 알려진 원인으로는 감염이나 외상으로 인한 부종, 종양, 부정 유합된 말초 요골골절 등이 있다. 전신질환으로는 비만증, 당뇨병과 갑상선 기능 이상이 있는 경우 자주 발생한다. 그 외 임신 중에만 일시적으로 이 증후군이 나타나는 경우도 있다.

✚ 증상

　임상증상으로는 정중신경이 어떠한 원인으로든 수근관 내에서 압박을 받으면 손가락이 저리고 통증을 느끼며 손에 힘도 약해지고 빨래 등 집안일에 있어서도 어려움을 초래한다. 특히 손을 꽉 쥐거나 사용할 때 증세가 악화된다. 통증은 팔꿈치 또는 어깨 부위까지 퍼져나갈 수 있고, 취침 중에 통증이 심해져서 잠에서 깨어기도 한다.

　진단방법으로는 안쪽 손목을 반대쪽 손가락으로 때리면 대부분의 환자가 엄지에서 네 번째 손가락의 일부에 이상감각이나 얼얼함을 호소(tinel sign)한다. 또 기도하는 자세로 팔목을 구부리거나 두 손등을 맞대어 수평으로 들어올리며 팔목을 압박해 정맥이 충분히 팽창될 정도로 압력을 상승시키면(phalen test) 마찬가지로 앞의 증세가 나타난다.

무지구근의 위축을 보이고 저항을 준 상태에서 엄지의 대립기능을 검사하면 무지구근의 약화 소견을 보이기도 한다. 그러나 좀 더 정확한 진단을 위해서 근전도와 신경전달속도의 측정이 필요하다.

➕ 치료법

증세가 가벼운 경우에는 보존적 치료로서 손목에 부목 고정, 수근관 내에 스테로이드 주사, 항염증약제 경구 등을 사용하면 호전될 수도 있다.

당뇨병이 오래 되어 당뇨병성 말초신경병증으로 심하게 진전된 경우나 재발이 빈번한 경우, 엄지손가락 손바닥 근육의 위축과 손가락 운동기능에 현저한 소실 등이 있는 경우에는 외과적으로 손목에 분포하는 횡소근 인대(transverse carpal ligament)를 절개하고 정중신경을 박리해주는 수술이 필요한 경우도 있다.

신경통증 클리닉에서는 이런 환자들에게 신경치료제를 정중신경과 주위조직에 주사로 주입함으로써 신경이 부은 것을 가라앉히고 염증을 없애주며, 더불어 성상신경절 치료를 병행해 팔목과 손의 혈액순환을 촉진시켜 신경에 영양과 활력을 공급한다.

이런 것은 수술보다는 비교적 간단한 시술방법인데, 80~90%의 환자에서 탁월한 치료효과를 볼 수 있다는 점에서 수술을 결정하기 전에 우선 시도해보아야 한다.

수근관증후군

주로 중년 여성에게 쉽게 발생하며 손목 아래로 엄지에서 네 번째 손가락까지 저리거나 이상감각, 통증이 있을 때 수근관증후군을 의심해볼 수 있다. 통증 클리닉에서 눌린 신경 부위에 주사치료를 하거나 외과적으로 수술을 통해 감압시켜 증상을 호전시킬 수 있다.

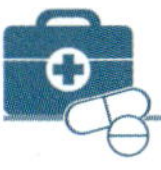

05 디꾸방병
(엄지손가락 근육의 협착성 건막염)

'시큰시큰 욱신욱신' 하면 일단 의심…… 주사요법으로 치료

✚ 원인

우리의 손은 몸의 어느 부위보다도 민감하고 정밀한 작업을 수행한다. 따라서 뇌에서 몸의 모든 부위의 감각과 운동을 조절하는 영역 중 가장 넓은 범위를 차지하고 있는 것도 바로 손에 관한 부분이다.

이렇듯 정밀한 운동을 가능하게 하는 근육들은 손목을 통과할 때 막에 싸여 통과하므로 이런 막의 비후나 염증반응은 손목이나 손의 움직임에 따라 통증을 유발할 수 있고, 손가락 쪽의 감각 이상도 가져올 수 있다. 이러한 손목의 건막비후나 염증반응의 대표적 질환이 디꾸방병(de quervain's disease)이다.

디꾸방병이란 엄지손가락을 펴거나(신전) 벌리는 데(외전) 사용되는 근육이 손목을 통과할 때 섬유질의 막(제1구획)에 싸여 지나는데, 이 막이 어떤 원인으로든 붓고 염증이 생기게 되면 엄지손가락 위쪽의 손목 부위에서 통증이 느껴지며, 이 통증이 엄지손가락 쪽이나 심하면 팔 쪽으로도 전달되어 느껴지는 증상을 말한다.

이와 같이 건막이 붓고 염증이 일어나는 원인으로는 손이나 손목관절을 과도하게 사용하는 직업적 활동 또는 류머티즘 관절염 때문일 수도 있고 임신과 연관된 호르몬 변화 때문일 수도 있다. 또 다른 연구에 따르면 이런 질병을 보이는 사람들은 손목의 외전근과 신전근의 건이 정상적이지 않은 형태로 – 여러 갈래로 부착하거나 이들 건을 나누는 중격 등이 관찰된다 – 부착되기 때문이라고 한다.

➕ 증상

이 질환은 특히 30~50세 여자에게 잘 발생하며, 임신 말기 여성이나 분만 후 여성에게서 볼 수 있다. 이들은 손목 부위, 특히 엄지손가락이 있는 쪽 손목이 아파 손가락을 움직이기가 두려울 정도의 통증을 경험한다. 특히 수유부나 산후 여성 중 손목의 시큰거림이나 통증을 호소하는 경우에는 이 질환이 본격화되기 위한 전 단계로 생각할 수 있다. 임신과 연관이 있는 것뿐만 아니라 피아노를 많이 치는 사람이나 손가락을 많이 움직이는 사람에게도 역시 쉽게 발생하는 질환이다.

➕ 치료법

통증이란 그 부위에 문제가 생겼다는 경고신호다. 따라서 디꾸방병으로 손목과 손가락의 통증을 호소하는 환자들이 제일 먼저 시도해볼 수 있는 치료법은 손목을 고정시키고 휴식을 취하는 것이다.

그래도 지속되는 통증으로 괴롭다면, 신경통증 클리닉에서는 건막 내로 염증을 없앨 수 있는 주사액을 주입한다. 이 경우 대부분 효과가 좋으며, 주사 후에 통증이 경감되더라도 당분간은 손이나 손목 사용을 줄여야 한다.

환자 중에는 신경통증 클리닉에서의 주사요법으로도 통증을 경감시킬 수 없을 만큼 상태가 중한 경우도 있다. 이런 환자들은 수술적 요법을 선택하기도 한다. 하지만 수술에 따른 합병증을 고려한다면 예민하고 정밀한 작업을 수행해야 하는 손가락의 보전을 위해서는 반드시 조기에 발견해 예방하고, 수술적 방법이 아닌 주사요법으로 회복되기를 바라는 것이 바람직할 것으로 생각된다.

✳ 핵심 포인트

디꾸방병

주로 산후 여성이나 손과 손목관절을 과도하게 사용하는 직업을 가진 사람들에서 잘 발생하며, 엄지손가락 위쪽의 손목 부위에 통증을 호소한다. 가장 좋은 치료법은 손목을 충분히 휴식하는 것이다.

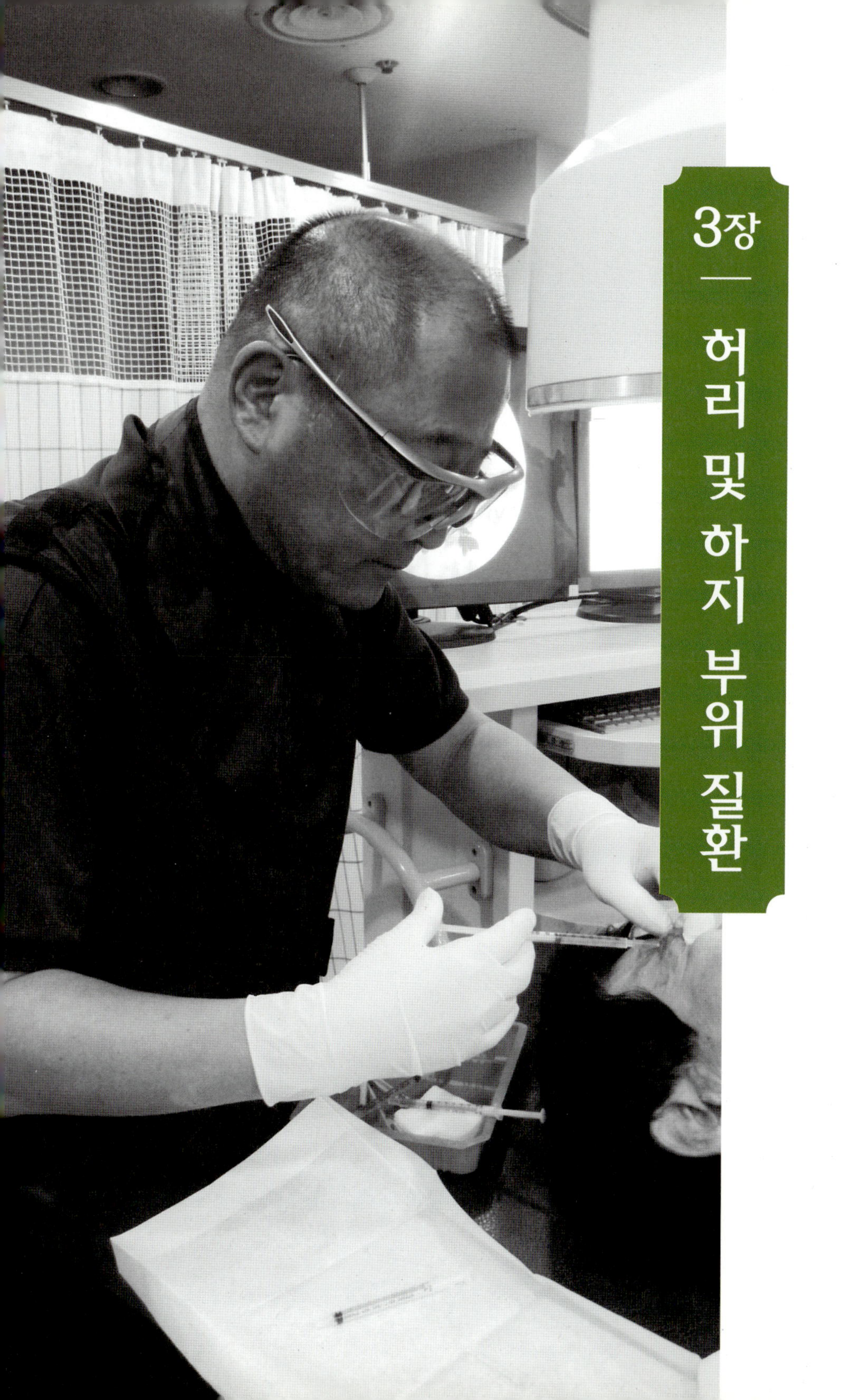

3장
허리 및 하지 부위 질환

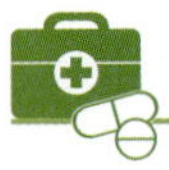

01 요통환자의 건강관리법

나쁜 자세, 허리 디스크 등이 발생 원인…… 규칙적으로 운동해야

✚ 원인 및 증상

요통의 발생 원인은 나쁜 자세나 허리근육에 무리를 주어 허리근육이 뭉치는 경우 또는 허리디스크, 허리 척추관협착증 등에 따른 것이 대부분이다. 물론 디스크나 척추관협착증인 경우는 통증이 허리로부터 엉덩이 뒤쪽을 통해 다리까지도 올 수 있다.

환자의 80~90%는 안정을 취하는 것만으로도 두 달 이내 자연치유가 되며, 약물요법이나 물리치료 등으로 치료가 되지 않는다고 해도 전부 수술을 받아야 하는 것은 아니다.

✚ 치료법

신경통증 클리닉에서는 이런 보존적 요법으로 치료가 되지 않는 환자들에게 신경치료제, 근육이완제, 혈액순환제를 이용하여 신경치료를 시행하고 있다. 수술은 이런 신경치료를 해보고도 안 되는 경우

최후에 선택하는 것이다.

신경치료로 요통이나 하지통이 치유되었을 때는 재발되지 않도록 하는 것이 중요하다. 요하지통 환자의 건강관리법을 소개한다.

1) 올바른 자세

① 가능하면 딱딱한 의자나 침대를 사용한다.

② 물건을 들 때는 바른 자세로 허리를 보호한다. 물건은 되도록 몸에 밀착시키고, 허리를 구부리지 말고 무릎을 굽힌 채 든다. 척추를 편 상태로 엉덩이와 다리의 근육을 이용하여 물건을 든다.

③ 물건을 나를 때는 짐을 양손으로 나눠서 균형을 유지한다.

④ 의자에 앉을 때는 허리가 등받이에 밀착되도록 해야 척추가 펴지며, 무릎은 의자와 직각이 되게 하고, 다리를 꼬는 자세는 피한다.

⑤ 한자리에 오래 앉아 일하는 경우 가끔 허리를 펴고 걷는 자세를 취하거나 10분 정도 요통 방지 체조를 해준다. 또한 장거리 여행을 할 경우에는 2시간마다 차에서 내려 10분간 허리와 사지근육을 움직이는 운동을 하는 것이 좋다.

특히 허리디스크 환자의 경우 바닥에 책상다리를 하고 앉는 것은 해롭기 때문에 의자에 앉는 것이 바람직하다. 장기, 바둑, 고스톱을 친 후나 빨래, 김장 후에 허리디스크가 재발되는 경우가 많다.

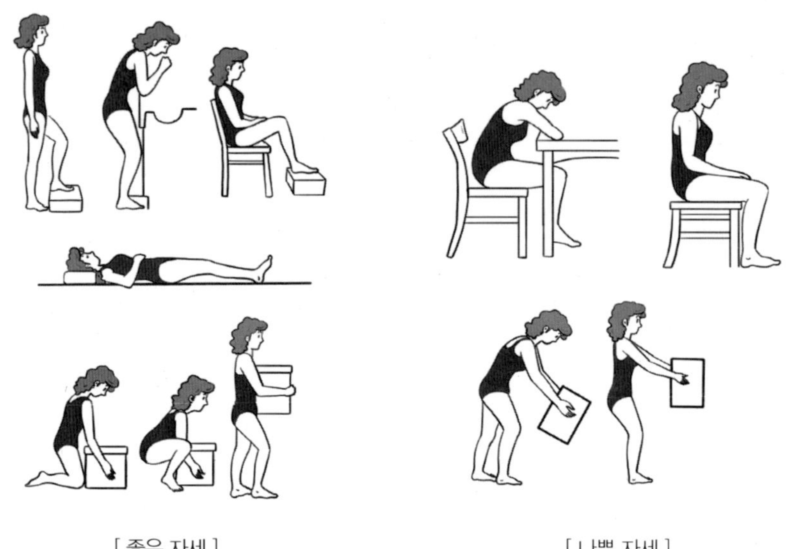

[좋은 자세]　　　　　　　　[나쁜 자세]

2) 하루에 30분 이상 규칙적으로 운동하기

① 척추강화운동

ㄱ. 복근과 엉덩이에 약 5~10초간 힘을 주어 허리가 바닥에 닿게
한다. 10~20회 반복한다.

ㄴ. 배에 힘을 주면서 바닥을 등으로 민다. 다섯까지 세고 힘을
뺀다. 10~20회 반복한다.

ㄷ. 두 다리를 구부렸다 편다. 20회 반복한다.

ㄹ. 손으로 두 다리를 잡아 배에 가까이 댄다. 20회 반복한다.

ㅁ. 다리를 교대로 구부린다. 20회 반복한다.

ㅂ. 두 다리를 옆으로 벌렸다가 오므린다. 20회 반복한다.

ㅅ. 발바닥을 반대편 무릎에 올려놓는다. 20회 반복한다.

ㅇ. 다리를 뻗어 올린다. 20회 반복한다.

ㅈ. 머리를 조금만 올린다. 20회 반복한다.

ㅊ. 두 다리를 조금만 들었다 놓는다. 20회 반복한다.

ㅋ. 다리를 펴고 상체를 들어 올린다. 20회 반복한다.

ㅌ. 상체를 들어 무릎에 댄다. 20회 반복한다.

② 걷기

걷는 운동은 손쉽게 도전할 수 있으며 만병을 치유한다고 할 정도로 전신운동으로 효과가 있다. 걷는 속도나 시간은 자신의 심폐기능과 근력에 따라 조절한다. 무슨 운동이든 운동으로 인해 통증이 유발될 때는 중지한다.

걷는 자세는 바르게 해야 하며, 매일 목표량을 정해 조금씩 빠르게 걷도록 한다. 가능하면 차츰 시간을 늘려 하루에 1~2시간 정도 전신에 땀이 나도록 걷는 것이 좋다. 걷기 운동의 바른 자세는 다음과 같다.

ㄱ. 가슴을 펴고 눈은 앞을 보며 머리는 숙이지 않는다.

ㄴ. 팔은 긴장을 풀고 팔꿈치를 90° 정도로 자연스럽게 구부리고 부드럽게 앞뒤로 흔든다.

ㄷ. 발은 발뒤꿈치부터 착지하며 똑바로 딛는다.

ㄹ. 가벼운 운동복 차림이 좋다. 신발은 발가락이 잘 펴지도록 편안해야 하며 밑창이 부드럽고 요철이 있거나 발등 부위의 굴신성이 있고 가벼운 것이 좋다.

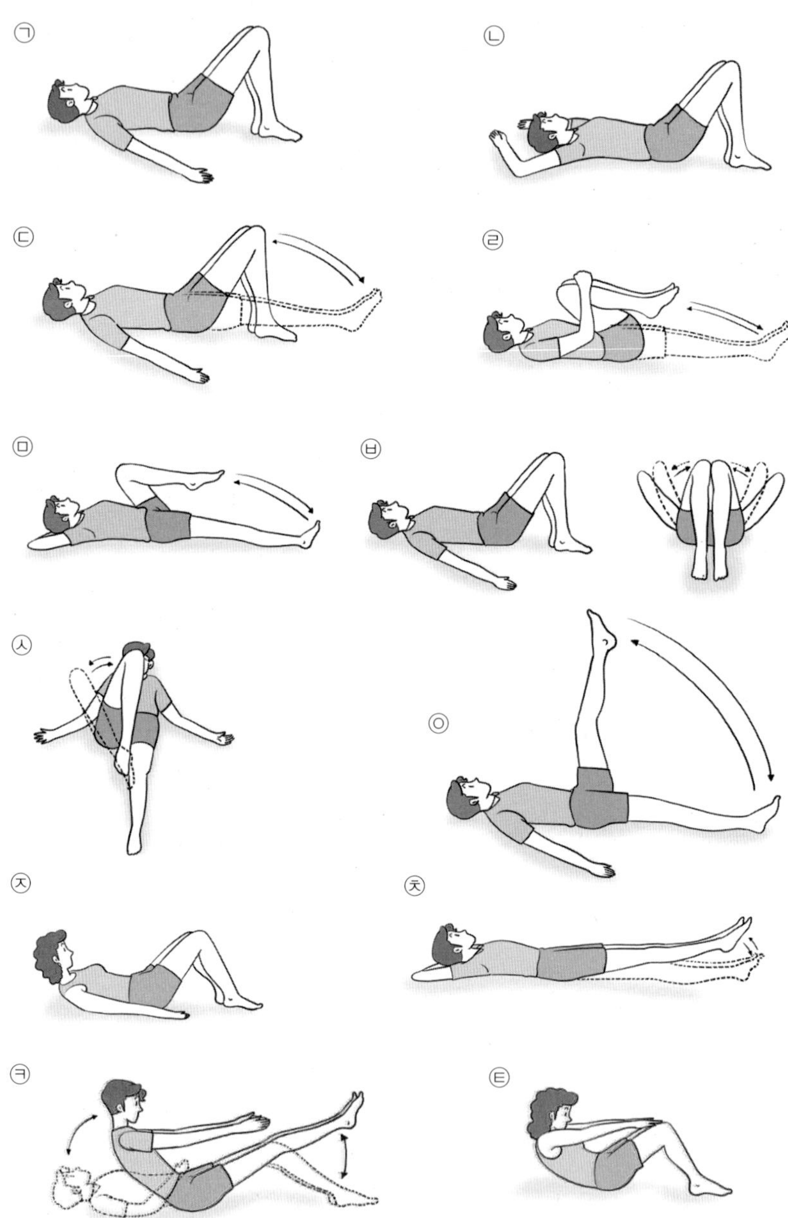

③ 수영

수영은 배영과 자유형 위주로 하며 하루 1시간 정도가 적당하다. 자신의 나이와 병의 상태를 감안하여 시간을 조절한다. 초보자나 수영으로 인해 부담을 느끼는 환자는 물속에서 관절운동이나 근육운동을 한다. 예를 들면 다음과 같이 하면 된다.

ㄱ. 물속에서 팔과 손을 물 밑에 넣어 움직이면서 달리기를 한다.

ㄴ. 한쪽 벽을 손으로 잡고 발을 옆으로 올렸다 내리는 동작을 반복한다.

ㄷ. 벽에 등을 대고 팔을 뒤로 뻗어 벽을 잡은 후 다리를 몸 앞으로 뻗어주고 내린다. 이런 동작을 양쪽 교대로 반복한다.

ㄹ. 손으로 벽을 잡고 다리를 뒤쪽으로 올렸다 내린다. 이때 발목은 쭉 뻗어준다.

ㅁ. 손으로 벽을 잡고 발뒤꿈치를 위로 올렸다 내리기를 반복한다.

④ 등산

걷기 운동이 발전되면 등산을 실천할 수 있다. 등산은 산림욕까지 겸할 수 있어 훌륭한 치료법이라 할 수 있다. 등산하는 시간 역시 자신의 나이와 질병 상태에 맞추어서 30분 정도부터 시작해 차츰 늘려가는 것이 좋다.

3) 운동 후 15분 온탕욕하기

　따뜻한 물에 몸을 담그고 근육을 이완시키면 전신의 혈액순환과 노폐물 제거에 도움이 된다.

4) 체중유지

　체중이 늘면 허리와 무릎에 부담이 가중되며 관절염이나 디스크가 점점 악화될 수 있다. 표준체중은 다음과 같다.

- 신장 150cm 이하 : 신장(cm) − 100
- 신장 150~160cm : (신장(cm) − 150)/2 + 50
- 신장 160cm 이상 : (신장(cm) − 100) × 0.9

　비만도(%)는 '실제 체중/표준 체중×100'으로 구할 수 있다. 표준체중에서 120% 이상 증가시 비만, 120~140%는 경도비만, 140~200%는 중등도비만, 200% 이상은 고도비만이라 볼 수 있다.

＊ 핵심 포인트

요통환자의 건강관리법
요통이나 하지통의 재발을 막기 위해서는 올바른 자세, 규칙적 운동, 적절한 체중유지가 중요하다.

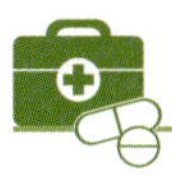

02 요추디스크(추간판탈출증)

디스크가 신경 눌러 통증 유발…… 수술은 최후 수단

64세 된 한 남자 환자는 10년 정도 양쪽 엉치 위쪽 부분으로 무겁게 누르는 듯하다가 갑자기 뻐근하게 둔부가 당겨지는 듯한 통증이 간헐적으로 반복되면서 최근 증가해 내원하였다.

항상 거실에서 양반다리로 앉아 TV를 본다거나 엎드려 자는 등의 생활을 해왔으며 평소 운동은 즐기지 않았다. 이학적 검사에서 좌측 다리는 70도 정도 거상시에 통증이 유발되었으며, 우측은 80도 정도였다.

✚ 원인

복잡해진 사회생활로 현대인은 만병의 근원인 스트레스에 쉽게 노출된다. 특히 자동차와 컴퓨터 등의 이용이 잦아 불편한 자세를 장시간 취하게 되고, 운동부족 등으로 목·허리 디스크(추간판탈출증)를 유발하기 쉬운 환경에 살고 있다. 또한 척추디스크의 증상이 전혀 없는 사람일지라도 다른 질병을 검사하는 과정에서 우연히 디스크가 발견되는 경우가 종종 있다.

➕ 증상

디스크가 있는 환자라고 해서 전부 증상이 나타나는 것은 아니다. 튀어나온 디스크가 신경을 반복해서 누르게 되면 신경이 붓거나 염증을 일으키게 되며, 주위 근육의 수축과 혈액순환 장애로 인해 허리와 다리에 통증이 나타나게 된다. 이렇게 발생된 통증은 1년 내내 지속되는 것이 아니고, 일정 기간 안정을 취하면 자연적으로 치유되는

🔬 요추추간판탈출증

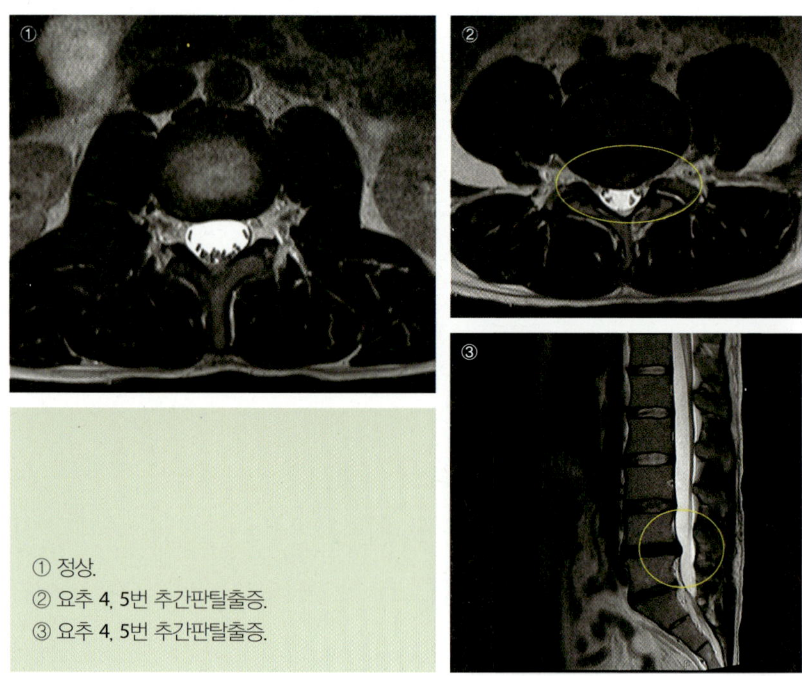

① 정상.
② 요추 4, 5번 추간판탈출증.
③ 요추 4, 5번 추간판탈출증.

경우가 대부분이다.

실제로 디스크 증상으로 허리나 다리의 심한 통증 때문에 병원에 찾아온 환자가 100명 있다고 가정해보자. 이 환자들에게 아무런 치료도 하지 않고 집에 가서 두 달 정도 쉬었다가 다시 오라고 하면 두 달 후 100명의 환자 중 80~90명은 완전히 증상이 없어진 상태가 된다. 결국 80~90%의 디스크 환자는 치료를 받지 않아도 완치된다. 따라서 어떤 치료를 받아도 증상이 호전되지만 환자들은 그 치료 때문에 병이 나은 것으로 착각하게 된다. 결국 치료를 필요로 하는 환자는 10~20%에 불과한 것이다.

➕ 치료법

요통 및 하지통이 생겼을 때 약물요법과 물리치료를 해도 낫지 않는다고 해서 전부 수술을 받아야 하는 것은 아니다. 설사 수술을 받는다고 하더라도 디스크가 생기기 전의 상태로 되돌아가기는 어렵다. 결국 디스크는 난치병이라 할 수 있다.

수술을 생각하기 전에 일단 허리와 다리로 가는 신경치료를 받아야 한다. 즉, 압박을 받고 있는 신경에 직접 신경치료약물을 주입해 신경의 염증을 가라앉히고 근육을 이완시켜주며 혈액순환을 원활하게 해주면 90% 이상 증상이 호전된다.

그런데 이때부터 가장 중요한 시기다. 왜냐하면 재발과 완치 여부가 바로 환자 자신의 노력 여하에 달려 있기 때문이다. 우선 자세가 중요하다. 허리 디스크 환자는 허리가 굽은 자세를 장시간 취하면 악

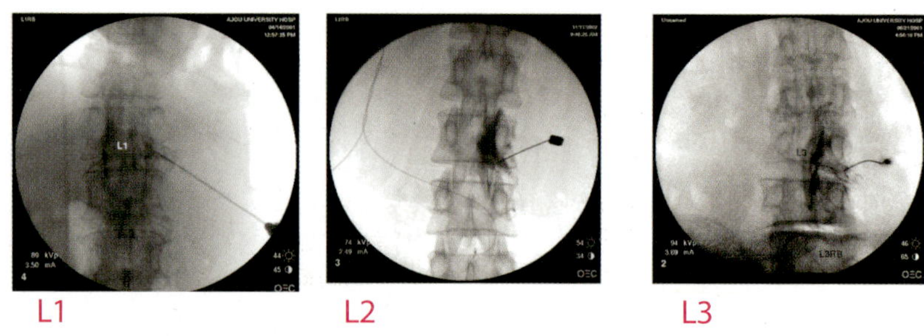

❖ 〈L-STE〉 요추 부위에 따른 선택적 신경근차단법.

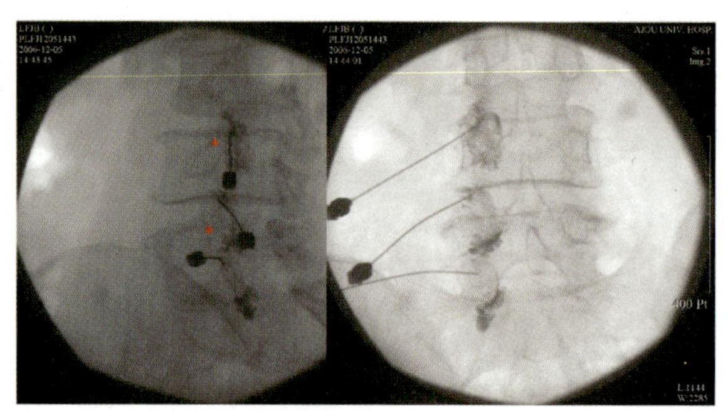

❖ 〈LFJB〉 추간관절 신경치료법.

화된다. 집에서 앉아 있을 때도 방바닥에서 책상다리를 하면 안 되고, 의자나 소파에 앉되 등받이가 직각인 것이 좋으며 엉덩이를 의자 깊숙이 걸터앉는 것이 바람직하다.

식당에서 식사를 할 때도 방바닥보다는 의자에 앉아 테이블에서 식사한다. 허리를 굽히고 무거운 것을 들고 난 후, 이사를 하고 난 후, 김장을 담그고 난 후, 책상다리를 하고 장기나 바둑, 특히 화투나 카드놀이를 장시간 한 후, 쪼그리고 앉아 빨래를 하거나 방바닥에 걸레질을 하고 난 후에 디스크 증상이 악화된다.

서 있을 때 가장 중력을 많이 받는 곳이 바로 허리 척추의 아랫부분과 무릎이다. 따라서 갑자기 체중이 증가된 사람에게서 척추디스크 발생률이 높다. 체중이 늘면 그 무게로 인해 디스크가 더 많이 튀어나오게 되고, 척추를 받치고 있는 근육이 약해지면 척추만으로 몸을 지탱하게 되어 더욱 척추에 무리가 가므로 척추디스크가 악화되는 것이다.

그러므로 척추디스크 환자가 신경치료를 받고 난 후에 재발을 방지하기 위해서는 과식을 피하고, 지속적인 운동으로 체중을 줄이고, 척추를 받치고 있는 근육을 강화시켜주어야 한다. 수영이나 조깅, 경보, 에어로빅 등 전신운동이 이상적이다. 하지만 어떤 종목을 선택하느냐보다는 본인이 할 수 있는 종목 중에서 가장 잘할 수 있는 것을 선택하여 꾸준히 운동하는 것이 중요하다.

또한 운동 후에는 10~20분 정도 온탕을 해서 근육을 이완시켜주고 혈액순환을 원활하게 해 노폐물을 제거시켜야 한다. 그리고 적당한 취미생활로 스트레스를 해소하고 규칙적인 생활로 건강의 리듬을 유지해야 한다. 더불어 TV 시청이나 컴퓨터 사용시 또는 운전시 목과 허리에 무리가 가지 않도록 바른 자세를 취하는 것이 특히 중요하다. 방바닥보다는 의자에 앉는 것이 좋다.

실제로 디스크 환자 중 수술을 받는 환자는 10% 미만이다. 디스크가 신경을 심하게 눌러 해당 부위에 감각소실이 생기거나 엉덩이 부위에 감각이 둔해지면서 소변이나 대변을 보기가 힘든 경우에 수술을 시행한다.

근래에는 선진국에서도 약물요법과 물리치료 등을 시행했으나 호전이 없는 경우 디스크 환자의 대부분을 신경치료로 치유시키고 있다. 효과 또한 만족스러워 보편적인 치료방법으로 인식되고 있으며, 수술은 최후의 수단으로 받아들여지고 있다.

요추디스크(추간판탈출증)
허리디스크가 있다고 해서 반드시 수술해야 하는 것이 아니라 대부분 약물치료, 신경치료로 좋아질 수 있다. 좋아진 상태를 유지하기 위해서는 허리에 나쁜 자세를 피하고, 유산소 운동을 규칙적으로 하는 것이 중요하다.

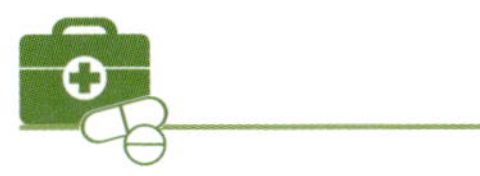

03 요부 척추관협착증

노화로 허리 · 엉덩이 · 하지 마비…… 자전거 타기가 효과적

➕ 원인

길을 걷다가 잠시 웅크리고 앉았다가 다시 일어나 걸어가는 노인을 본 적이 있을 것이다. 일정 거리를 걸은 후에 다리가 마비되는 통증으로 허리를 구부렸다 길을 가거나 웅크리고 앉았다가 가야 한다면 요부 척추관협착증이 의심되는 경우다.

요부 척추관협착증이란 신경근이 나오는 길인 척추관이 여러 가지 원인으로 인해 좁아져 그 부위 신경근이 압박을 받는 질환이다. 이러한 척추관협착증은 대부분 나이가 들면서 일어나는 변화라고 볼 수 있다. 견고한 골조직으로 둘러싸여 있는 신경조직이 추간판(디스크)의 변성이나 추간관절의 변화, 관절돌기의 골극 형성, 황색인대가 신경근 쪽으로 퇴화되어 자라나온 경우 등의 이유로 척추관이 좁아지면서 신경근이 압박되는 것이다.

　신경근이 압박을 받으면 얼마간 걸은 후에 요부 및 둔부, 다리에 걸친 통증과 함께 마비되는 듯한 이상감각을 느낀다. 이러한 통증은 허리를 뒤로 젖혔을 때 심해지고 앞으로 구부리거나 쪼그리고 앉으면 증상이 완화되는 특징을 나타낸다. 이때의 요통은 허리디스크 때와는 달리 둔부나 항문 주위로 전이되는 통증이다.

　또한 안정시에는 타각적 신경증상이 없더라도 걸음을 걸으면서 신경증상이 출현하는 경우도 있다. 심한 경우에는 똑바로 앉아 있기가 힘들고 앉은 자세에서도 허리를 앞으로 구부리게 된다. 아주 심하면

척추관협착증

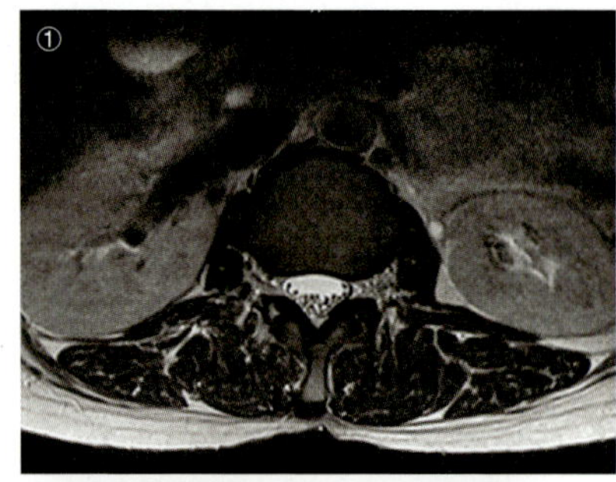

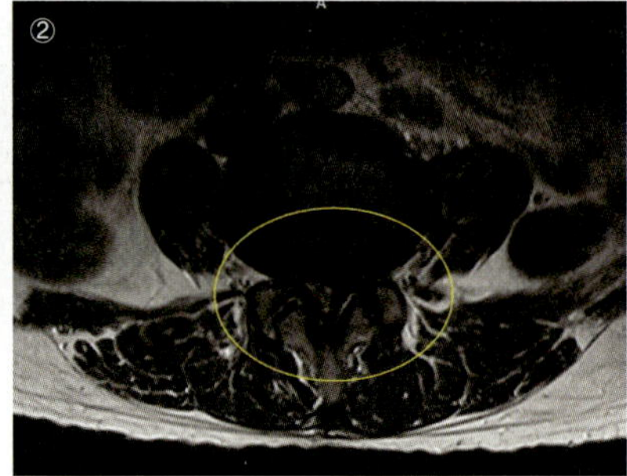

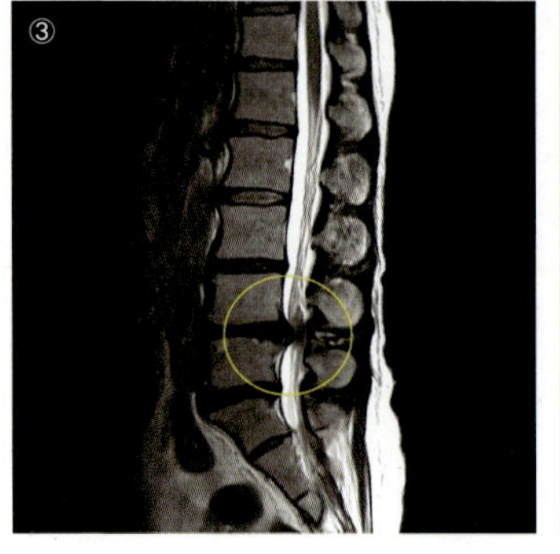

① 정상.
② 요추 4, 5번 척추관협착증.
③ 요추 4, 5번 척추관협착증.

통증이 지속적으로 찾아오고, 허리를 구부리는 자세를 취해야 기껏 몇 분 정도 통증이 경감될 뿐이다. 또한 다리가 마비되는 통증 외에 신경근 압박부위에 따라 항문 주위 지각장애나 방광직장장애 등이 나타나는 수가 있다.

척추관협착증의 진단을 위해서는 환자의 병력을 듣고 기타 몇 가지 검사를 하는데, 어느 부위가 어떤 원인으로 얼마만큼 좁혀져 있는지는 요부 MRI 촬영을 통해 판단한다.

➕ 치료법

척추관협착증의 치료는 우선 보존적 요법을 선택한다. 신경통증 클리닉에서는 압박받는 신경근에 주사로 약물을 투입해 신경근 압박 자극을 통한 염증의 소실과 혈행 개선을 도모하여 통증의 경감을 가져온다.

척추관협착증은 고령화가 진행되면서 점차 증가되는 질환이다. 환자가 고령이라 수술이 불가능한 경우에는 신경치료의 선택은 불가피하다. 이러한 신경치료에도 견딜 수 없는 통증을 호소하는 경우에는 해당 부위 신경근을 압박하는 요소를 제거하는 감압수술을 시행해야 한다.

그러나 환자에 따라 척추관협착증이라는 특징적인 증상만을 갖는 경우는 드물다. 어느 부위는 척추디스크가 있으면서 어느 부위는 척추관협착증이 심하거나, 어느 부위는 디스크가 심하고 경도의 척추관협착증을 동반한다든지 하는 경우가 많다. 따라서 이런 척추관협착증의 증상과 비특징적인 요하지통으로 고생하는 경우가 더욱 많다. 그리고 이런 요하지통으로 고생하는 사람 중 10% 미만의 환자들만이 수술적 치료를 필요로 한다는 사실을 염두에 두어야 한다.

특히 척추관협착증 환자의 수술은 연골만을 제거하는 디스크 환자의 수술과는 달리 뼈까지 잘라내야 하는 큰 수술이다. 따라서 수술결과도 기대치보다 떨어지는 경우가 많다. 이런 질환으로 고통받는 환자들의 치료를 위해서는 우선 신경치료를 통해 자극이 되는 해당 신경의 염증반응 소실과 혈액순환의 개선이 필요하다.

또한 환자 자신은 항상 일상생활에서 바른 자세를 유지하고 운동요법을 충실히 수행해야 한다. 특히 척추관협착증 증상이 있는 환자들에게는 자전거 타기가 효과적이다. 운동은 매우 도움이 되지만 형식적으로 하기보다는 온몸이 푹 젖을 정도로 충분히 해주어야 효과를 볼 수 있다.

※ 핵심 포인트

요부 척추관협착증

가만히 있을 때는 크게 아프지 않은데 얼마간 걸은 후 엉치나 다리까지 땡기고 저리거나 힘이 빠져 쉬었다가 가야 하는 증상이 있는 경우 척추관 협착증이 있을 가능성이 높다. 대부분 고령 환자이므로 우선 수술보다는 신경치료를 통해 통증을 경감시킬 수 있다.

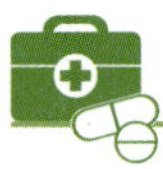

04 천장골 관절통증(엉치 부분 통증)

무거운 물건 들 때 조심…… 일정 기간 안정 필요

평소 건강한 14세 여자 환자가 내원하였다. 표정도 밝았으며 성적도 어느 정도 유지되는 건강한 중학생으로 7~8세경에 엉덩방아를 찧었다는 것 외에는 별다른 과거력은 없었다. 내원하기 15일 전쯤부터 엉치가 깨질 듯이 아팠으며 비슷한 시기에 체육시간에 뜀틀운동을 약간 과도하게 했다고 하였다.

생리는 13세경부터 시작되었고 생리주기는 비교적 규칙적인 편이었다. 시행한 X선 검사에서는 골절이나 탈골 등의 비정상적인 소견은 관찰되지 않았다.

➕ 원인

살아가면서 한 번쯤 허리통증을 겪어보지 않은 사람은 없을 것이다. 허리통증을 호소하는 사람의 약 80%는 심각한 허리병변이 없다는 통계도 있고, 석 달 이상 지속되는 만성 허리통증 환자의 약 15%

만이 심각한 허리 부위의 병변이 있다는 보고도 있다. 이는 현대의 MRI 촬영이라는 선명한 영상기술이 발달되기 전의 보고라고 생각할 수 있다.

이렇게 생각하는 이유는 보통의 경우 허리 부위 통증의 원인을 요추부의 신경에서 찾게 되며, 요추부의 추간판탈출증이나 척추관협착증, 척추전방전위증, 척추분리증 등의 진단을 내리게 되고, 이것이 원인이 되어 요통이 발생한다는 것이 일반적인 생각이기 때문이다.

이렇듯 요통의 원인을 명확히 규명하는 일은 쉽지 않다. 의사들의 임상소견과 환자들의 단순 방사선촬영이나 CT, MRI 촬영의 결과가 항상 일치하는 것이 아니기 때문이다. 이런 의미에서 천장골 관절은 드물지 않게 요통의 원인이 되지만 의사들이 흔히 간과하는 부분이기도 하다.

➕ 증상

천장골 관절이란 우리 몸의 골반뼈와 천추(선골)가 연결되는 관절인데, 일반적으로 사람들이 말하는 엉치 부분에 해당한다. 천장골 관절은 보통 다른 관절처럼 관절액을 가지고 있는 부분과 인대로 이루어진 부분으로 구성되어 있다. 관절액이 있는 앞쪽 부분은 류머티즘 관절염이나 퇴행성 관절염 등에 의해 염증 변화를 일으키기 쉽고, 인대로 구성되어 있는 뒤쪽은 갑자기 무거운 물건을 들거나 한쪽 다리를 내뻗는 과정에서 생기는 요부 염좌가 쉽게 발생한다.

일상생활을 하다보면 땅에 떨어진 물건을 줍고 난 후 갑자기 상체를 일으키거나 무거운 물건을 들어올리기도 하고 잠긴 유리창을 들어올릴 때도 있으며 자동차의 급브레이크를 밟아야 할 때도 생긴다. 이런 행동 후에 갑작스레 요통이 발생한다거나 잠시 허리가 삐끗한 줄 알았는데 계속해서 아픈 경우도 있다.

신경통증 클리닉을 찾아오는 환자는 대부분 연세가 있으신 분인데, 개중에는 간간이 10대나 20대의 청소년이 요통으로 내원하는 경우도 있다. 이들의 과거 병력을 들어보면 최근에 급작스레 운동연습을 많이 한 것 외에는 특별한 것이 없다고들 한다. 이들에게 나타나는 요통의 원인이 요부 병변에 따른 것인지 천장골 관절로 인한 것인지를 감별하기 위해서는 외래에서 환자를 침상에 눕혀놓고 실시하는 몇 가지 검사와 방사선학적 검사가 필요하며, 그 결과에 따라 치료를 하게 된다.

천장골 관절이 원인이 되는 요통은 보통 엎드린 상태에서 골반뼈가 튀어나온 부위(천장골 연결부위) 주변을 누르면 통증이 있고, 무릎 정도까지 통증이 연결되는 경우가 있다. 또한 특징적인 것으로 천장골 관절통증은 의자에 앉은 자세에서 허리를 굽힐 때 통증 없이 굽힐 수 있으나, 요추부 병변의 경우에는 통증 때문에 몸을 앞으로 굽힐 수 없는 차이가 있다.

✚ 치료법

천장골 관절에 따른 요통 및 하지통이 출현했을 때 가장 먼저 해야 할 일은 안정을 취하는 것이다. 어느 정도 안정을 취한 후에도 통증이 계속된다면 신경통증 클리닉에서는 요추부 병변의 경우와는 달리 천장골 관절 내나 천장골 관절의 주변 인대 쪽으로 주사요법을 실시한다. 그러면 주변의 염증이 가라앉고 혈액순환을 도와주어 신속한 통증경감을 가져온다. 아울러 환자에 따라 일정 기간 안정을 취할 것을 권유하고, 집에서 시행할 수 있는 운동요법을 권한다.

✻ 핵심 포인트

천장골 관절통증(엉치 부분 통증)
마치 디스크 환자와 증상이 비슷하여 요추부의 문제일 것으로 착각할 수 있으므로 MRI 등의 영상촬영으로 감별해야 한다.

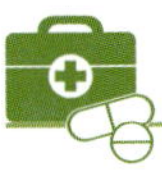

05 항문 주위 통증과 꼬리뼈 통증

엉덩방아 찧거나 심한 분만통이 원인…… 좌욕 · 온열요법 도움

➕ 원인

항문 주위나 꼬리뼈 쪽의 통증을 유발시키는 원인은 외상을 입어 느끼는 통증과 암이나 수술 등의 치료 후에 오는 통증, 그밖에 특별한 원인 없이 오는 통증 등 다양하다. 이런 환자들은 특히 앉아 있을 때 불편해하고 안절부절못하며, 통증이 오래 지속될 때는 정신적으로 불안해하거나 심지어는 신경질적으로 반응하기도 한다.

꼬리뼈 통증의 대부분은 딱딱한 바닥에 엉덩방아를 찧으며 넘어졌다거나 난산으로 인해 천장관절 인대가 손상된 사람에게서 흔히 발견할 수 있다. 기타 꼬리뼈에 골절을 입거나 염좌 등의 손상을 입었을 때 또는 앉아 있는 자세가 좋지 않아 꼬리뼈에 미세한 손상이 반복적으로 가해질 때, 드물지만 관절염이나 골수염 등도 원인이 될 수 있다.

➕ 증상

　이런 환자들이 제일 먼저 호소하는 증상은 꼬리뼈 쪽의 통증이며, 흔히 항문 주위나 엉덩이 쪽과 허벅지 또는 허리로 방사되는 통증을 호소하기도 한다. 특히 딱딱한 의자에 앉을 때 통증이 심해지며, 마른 사람일수록 증상이 더욱 심하게 나타난다.

　암(직장암, 자궁암, 방광암, 대장암)으로 항문 주위 수술을 받은 후 수술이 성공적으로 되었다 해도 항문 주위에 통증이 남는 경우가 있다. 또 항문을 제거한 환자 중 자신의 항문이 계속 존재하는 것으로 느껴 인공항문을 만들어놓았는데도 배변의 느낌으로 통증과 함께 불쾌감을 느끼는 경우도 있다.

　그러나 이렇게 암으로 인해 큰 수술을 받은 후가 아니더라도 특별한 원인 없이 통증을 느끼기도 한다. 하복부 쪽이나 산부인과적으로 또는 치질 등으로 수술을 받은 경험이 있는 환자 중에서 항문 주위로 통증을 느끼거나, 여성의 경우 분만할 때 느끼는 분만통과 유사한 통증을 느끼기도 한다. 진단은 자세한 문진을 통해 환자의 과거력과 증상을 기초로 하여 내린다.

➕ 치료법

　꼬리뼈 통증의 경우 직장을 통해 꼬리뼈를 움직였을 때 통증이 심해지는지 여부를 검사한다. 필요한 경우에는 방사선학적 검사를 실시한다.

　항문 주위나 꼬리뼈 쪽의 통증을 전달하는 신경 중 중요한 신경이

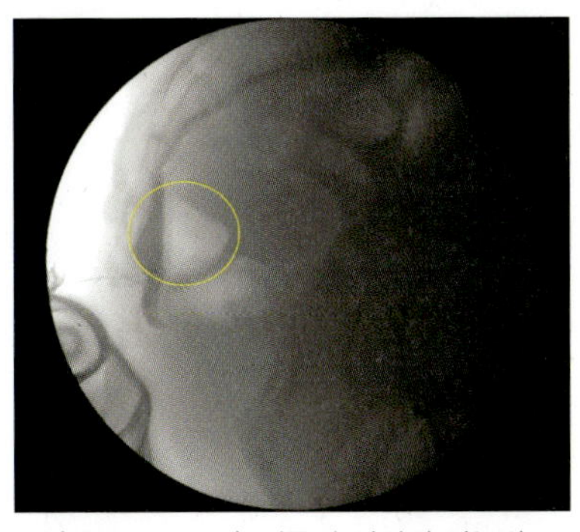

❖ 〈Glmpar block〉 외톨이 신경절 치료법.

외톨이 교감신경절인데, 이는 교감신경 중 제일 아래쪽, 즉 꼬리뼈 앞쪽에 위치한다. 따라서 신경통증 클리닉에서는 방사선 투시를 하면서 외톨이 교감신경절을 찾아들어가 주사로 검사약물을 주입하고, 검사약물로 인한 통증 완화가 있는 경우 이 신경을 차단하기 위한 목적으로 신경차단약물을 투입한다.

외톨이 교감신경절 차단요법과 더불어 요부의 혈액순환을 증가시켜주는 신경치료나 엉덩이 쪽의 긴장된 근육을 풀어주는 주사를 실시하면 도움이 되며, 물리치료 요법으로 마사지나 온열요법, 항문 주위에 더운 물로 좌욕해줄 것을 권한다.

> ✱ 핵심 포인트
>
> **항문 주위 통증과 꼬리뼈 통증**
> 항문 주위나 꼬리뼈 쪽의 통증은 엉덩방아를 찧거나 암이나 수술 후 또는 여성의 경우 분만 후 등 다양한 원인에 의해 나타날 수 있다.

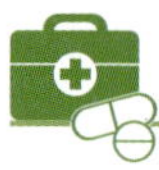

06 좌골신경통

디스크 등으로 무릎 아래쪽 통증…… 꾸준한 질병관리 필요

➕ 원인 및 증상

신경통증 클리닉을 찾는 환자 중에는 "어디가 불편해서 오셨습니까?"라는 질문에 "저는 좌골신경통이라고 진단받았는데 잘 낫지 않아서 왔습니다"라고 대답하는 환자들이 종종 있다. 이런 환자들은 자신이 좌골신경통이라는 병을 앓고 있다고 생각한다. 그러나 '좌골신경통'이라는 단어는 병명이 아니라 다리 쪽으로 오는 통증을 일컫는 일종의 증상을 표현하는 말이다. 정확히 말하면 좌골신경통이란 무릎 아래로 방사되는 통증을 일컫는 말이다.

좌골신경은 우리 몸의 제4, 5 요추신경과 제1, 2, 3 천추신경으로 구성되며, 엉덩이 뒤를 통해 허벅지 뒤쪽으로 내려가 종아리를 지나 발끝까지 분포한다. 따라서 좌골신경통은 요추 4, 5번이나 천추신경의 어떤 병적인 요인 때문에 발생하는 것이다. 무작정 좌골신경통에 대한 치료를 받는다고 해도 증상이 호전되지 않는 이유도 바로 여기

114

에 있다.

좌골신경통으로 고생하는 환자들을 접할 때는-물론 그런 환자 중에는 진정한 좌골신경통뿐 아니라 요추 어느 신경에 병변이 생겨 통증을 호소하는 경우도 드물지 않다-먼저 4, 5번 요추신경이나 천추신경에 변화를 가져올 수 있는 원인을 밝히는 것이 중요하다.

첫 번째 단계로 통증에 대한 환자의 표현을 들어보고 임상적으로 몇 가지 검사를 통해 원인을 찾아보는 것에서부터 시작한다. 좀 더 정확한 진단을 위해서는 요추의 MRI 촬영을 통해 요추에서 나오는 신경과 주위 조직의 변화를 확실히 알아내는 방법이 있다.

이런 과정을 통해 좌골신경통의 원인을 찾아내게 되는데 요추의 추간판탈출증(디스크)이나 척추관협착증에 의한 것인지, 드물게는 척수부 종양 또는 허리 쪽이나 엉덩이 부위 근육의 과긴장에 의한 것인지를 진단할 수 있다.

그 다음 두 번째 단계에서는 원인에 따른 치료적 접근을 해야 한다. 일반적인 약물이나 주사요법으로 치료할 것인지 수술적 치료가 필요한지를 판단한 뒤 치료에 임한다. 실제로 수술을 필요로 하는 경우는 전체 환자의 10% 미만이다.

✚ 치료법

신경통증 클리닉에서는 수술을 필요로 하는 환자들을 제외하고 그 밖의 환자들에게 추간판탈출증이나 척추관협착증으로 인한 신경의 염증이나 혈액순환 저하를 해결하기 위해 신경 근방에 주사를 놓아

염증과 부종을 없애주고 혈액순환을 원활하게 해준다. 근육의 과긴장으로 인한 통증일 경우에는 근긴장을 풀어주는 주사를 놓는다. 이러한 치료를 효과적으로 실시하면 환자의 통증은 경감되며, 질병이 더욱 악화되는 순환고리를 끊어줄 수 있다.

여기서 환자들은 다음 단계에 주목해야 한다. 즉, 세 번째 단계는 환자 자신의 질병관리다. 척수종양과 같이 특수한 원인을 제외한다면 이러한 통증의 원인은 대개 안 좋은 자세 또는 노화로 인한 척추뼈나 주위 조직의 변화 때문이다. 따라서 병원에서 호전된 자신의 몸을 그대로 유지하기 위해서는 일상생활에서도 바른 자세를 취하고, 매일 1시간 이상 꾸준히 운동을 해야 한다. 그리고 스트레스에서 해방될 수 있는 즐거운 시간을 가지도록 노력해야 한다.

운동 후에는 따뜻한 물에서 10분 정도 몸을 풀어주어 근육의 긴장을 해소하는 한편 노폐물의 대사를 도와주고 적당한 체중을 유지해 자신의 척추가 과체중에 의해 또 다른 스트레스를 받지 않도록 한다.

✳ 핵심 포인트

좌골신경통

요추 4, 5번이나 천추신경의 어떤 병적인 요인 때문에 무릎 아래까지 방사하는 통증이 있을 때 좌골신경통이라 한다. 확실한 진단을 위해서는 요추 MRI 촬영을 하여 요추에서 나오는 신경, 주위 조직의 변화를 알아야 정확한 치료를 할 수 있다.

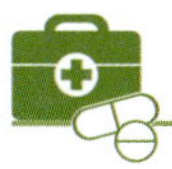

07 이상근증후군

허리 아래 부위 외상 원인······ 여성 발생빈도 6배

➕ 원인

이상근이란 엉덩이 뒤쪽에서 골반과 대퇴골에 걸쳐 분포하는 근육을 일컫는다. 이 근육 밑으로 엉덩이 부위와 다리 쪽으로 가는 둔근신경과 좌골신경이 지난다. 이상근증후군이란 이상근이 과도하게 긴장하거나 비대해져 이 두 신경을 압박함으로써 엉덩이 뒤쪽과 다리 부위에 통증, 저림, 당김, 이상감각 등을 초래하는 경우를 말한다.

이 증후군은 원인을 명확히 알 수 없는 경우가 대부분이다. 다만 알려진 바로는 엉덩이 또는 허리 아래 부위의 직접적인 외상이나 과도한 움직임으로 인해 허리와 엉덩이 부위 근육의 비정상적인 긴장과 같은 간접적인 손상이 있으면서 골반 부위의 만성염증이 동반될 때 관절의 병변을 초래해 이상근증후군을 유발할 수 있다. 그밖에 척추수술 후에 반흔조직의 생성으로 좌골신경에 장력이 주어진 경우 또는 선천적으로 둔근신경이나 좌골신경의 주행방향 이상으로 인해 발생할 수도 있다. 이 질환은 남성에 비해 여성의 발생빈도가 6배 높고 일측성인 경우가 대부분이다.

✚ 증상

임상증상은 인체에서 가장 큰 신경인 좌골신경이 이상근 하부로 통과함으로써 둔부통을 비롯해 절룩거림, 좌골신경통, 요통, 항문 주위 및 사타구니 통증, 성교시 통증(여성) 등이 나타날 수 있다. 환자는 매우 심한 증상을 느끼지만, 요추를 움직여도 통증이 없고 활동에도 제한이 없는 것이 특징이다.

이상근증후군은 아직 객관적인 진단방법이 없어서 요통, 다리로 향하는 방사통을 유발하는 여러 질환과 감별하기 힘들고, 대개 디스크로 오진하거나 좌골신경통이라는 진단을 내려 치료하고 있는 실정이다.

✚ 치료법

최근 CT나 MRI를 이용해 이상근의 비대로 인한 근육의 음영 증가를 객관적으로 볼 수 있으나 아직 보편화되지는 않았다. 그밖에 방사성 동위원소를 이용하면 손상받은 이상근에 비정상적인 흡수 증가를 볼 수 있으며, 근전도검사가 도움을 줄 수 있다. 확진을 위해 침범된 이상근 자체에 약물을 직접 주사해 증상의 소실을 확인함으로써 진단과 치료를 겸할 수 있다.

비수술적 치료방법으로 직장 내 마사지, 직장 내 투열요법, 레이

저, 경피적 전기자극요법(TENS) 등의 물리치료요법과 항우울제 및 소염제 등의 약물요법이 있으나 효과적이지 않다. 이상근 내 통증 유발점에 약물을 직접 투여하고 운동시키는 것이 가장 효과적이며, 수술적인 방법으로는 이상근 절제술 등이 있다.

신경통증 클리닉에서는 이와 같은 환자들에게 신경을 누르고 있는 이상근 내에 신경치료제를 주입해 지나치게 긴장된 근육을 이완시키고 혈액순환을 촉진시켜 신경의 염증 및 부종(부은 것)을 없애줌으로써 아무런 합병증 없이 좋은 치료효과를 얻고 있다.

✱ 핵심 포인트

이상근증후군
객관적인 진단방법이 없어 요통, 다리로 향하는 방사통을 유발하는 여러 질환과 감별하기 힘들다. 대개 디스크로 오진하거나 좌골신경통이라고 진단을 내려 치료하고 있는 실정이다.

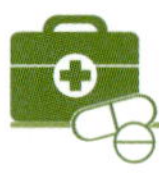

08 고관절통

술 좋아하는 30~40대 남자…… 다리 통증 있으면 의심

➕ 원인 및 증상

신체의 어느 부분을 구부리거나 펴는 동작은 관절에 의해 이루어지는데, 그중 운동범위가 가장 넓은 관절이 고관절과 어깨관절이다.

고관절이란 골반과 다리의 대퇴골이 연결되는 부위를 말하는데 운동범위가 넓을 뿐 아니라 체중의 거의 대부분을 고관절의 둥근 대퇴골두가 지지한다. 보행시 고관절은 체중의 2.5~5배 하중을 받으며, 달리거나 점프하는 경우에는 체중의 10배까지 하중을 받는 것으로 알려져 있다. 따라서 고관절은 노화현상이나 체중증가 등에 많은 영향을 받게 된다.

신경통증 클리닉에 내원하는 환자 중에서 허리나 다리 쪽의 통증을 호소하는 이들이 있는데, 종종 통증이 사타구니 부위에서부터 허벅지까지 내려온다고 호소한다. 이런 경우 원인을 밝혀내는 것이 중요하다. 즉, 허리 쪽에서 문제가 생겨서, 다시 말하면 허리디스크나

120

축추관협착증으로 등으로 인해 신경이 눌려 통증이 발생하는지 또는 고관절 부위의 병변으로 인한 것인지를 구별해야 한다.

고관절 통증은 서 있거나 걸음을 걸을 때 나타난다. 사타구니 부위가 주로 아프고 엉덩이나 허벅지 부위 또는 무릎관절부까지 통증이 내려오는 경우도 있으며, 심한 경우에는 통증으로 인해 걸음을 걸을 때 절룩거리게 된다.

고관절 통증의 원인으로는 퇴행성으로 오는 관절염과 무혈성 대퇴골두괴사 등에 의해 2차성으로 오는 관절염이 있다. 퇴행성 관절염의 경우 무릎이나 허리 부분에 비해 발생빈도가 적으나, 이차성 관절염은 비교적 흔히 볼 수 있다.

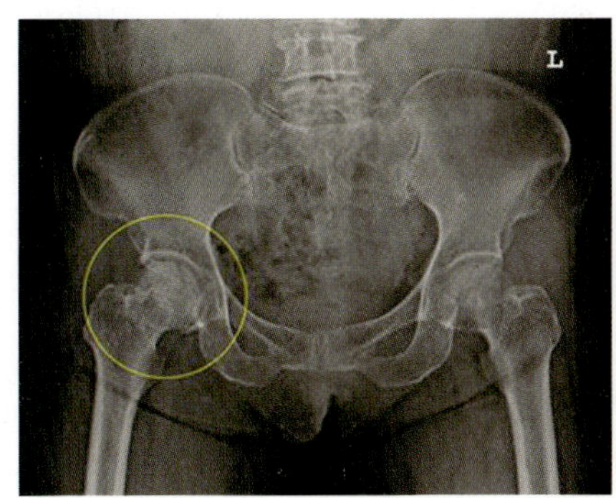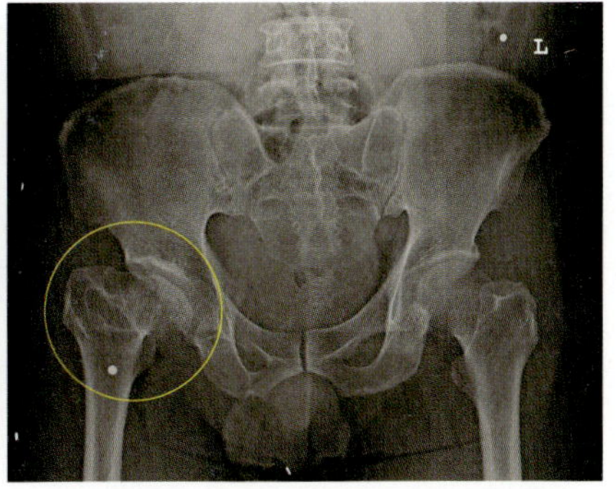

❖ 대퇴골두 무혈성 괴사증(X─레이 촬영분).

고관절통으로 신경통증 클리닉을 찾는 환자 중에는 무혈성 대퇴골두괴사가 적지 않게 발견되고 있다. 대부분의 무혈성 괴사는 대퇴골두가 손상된 과거 병력이 있고, 10~20% 정도에서는 확실한 원인을 찾을 수 없다.

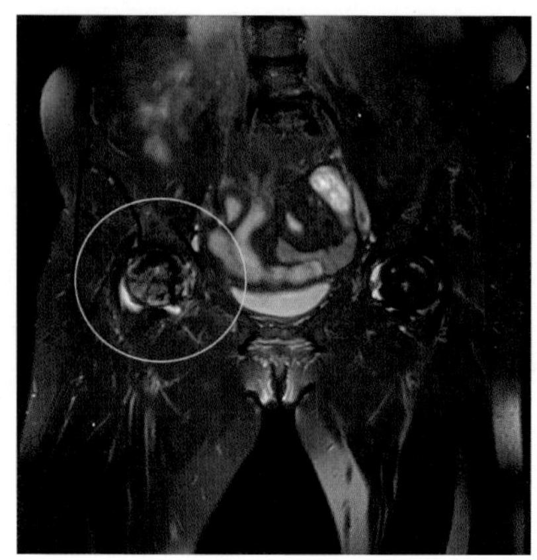

❖ 대퇴골두 무혈성 괴사증(우측 고관절 무혈성 괴사, MRI 촬영분).

이렇게 확실한 원인이 없는 대퇴골두의 괴사는 특히 젊은 남자에게 잘 발생한다. 음주, 음주와 연관된 지방간, 고지질혈증, 장기간의 스테로이드 복용 등이 이 질병을 유발하는 중요 인자로 여겨진다. 따라서 30~40대의 남성 애주가로서 다리 쪽에 통증이 있는 경우 이 질환을 의심해볼 필요가 있다.

무혈성 대퇴골두괴사는 고관절의 단순 X-레이 촬영에서는 증상이 있어도 초기에는 정상으로 보이는 경우가 많다. 따라서 정확한 검사를 위해서는 고관절 MRI 촬영이 도움이 된다.

➕ 치료법

고관절통의 치료에 앞서 허벅지나 사타구니, 무릎통증이 고관절 자체의 이상으로 인한 것인지 여부를 정확히 진단해야 한다. 일반적으로 허리 부위가 문제가 되어 생기는 다리 쪽의 통증은 해당 신경에 대한 신경치료만으로도 충분히 통증으로부터 해방되어 정상적인 생활로 돌아갈 수 있다.

하지만 무혈성 대퇴골두괴사가 원인이 되어 고관절에 통증을 유발하는 경우에는 수술적 치료를 필요로 하는 경우도 있다. 무혈성 대퇴

122

골두괴사는 질병의 진행 정도와 함께 대퇴골두가 손상된 정도와 환자의 나이 등을 고려해 치료방법이 정해진다.

수술을 필요로 하지 않는 무혈성 대퇴골두괴사나 단순한 골관절염으로 인한 통증인 경우 신경통증 클리닉에서는 관절의 염증을 소실시키고 혈류 개선을 위해 고관절로 가는 신경치료와 고관절 내 약물주입을 실시한다. 덧붙여 환자로 하여금 체중감소와 대퇴근의 근력 강화운동을 하도록 권장하고, 고관절로의 혈류장애를 가져올 수 있는 요인, 즉 과도한 음주나 지방성 음식 섭취 등을 제한한다.

✳ 핵심 포인트

고관절통

고관절통 환자 중 무혈성 대퇴골두괴사가 적지 않게 발견되는데, 이 경우 질병의 진행 정도에 따라 수술적 치료를 필요로 하는 경우도 있다.

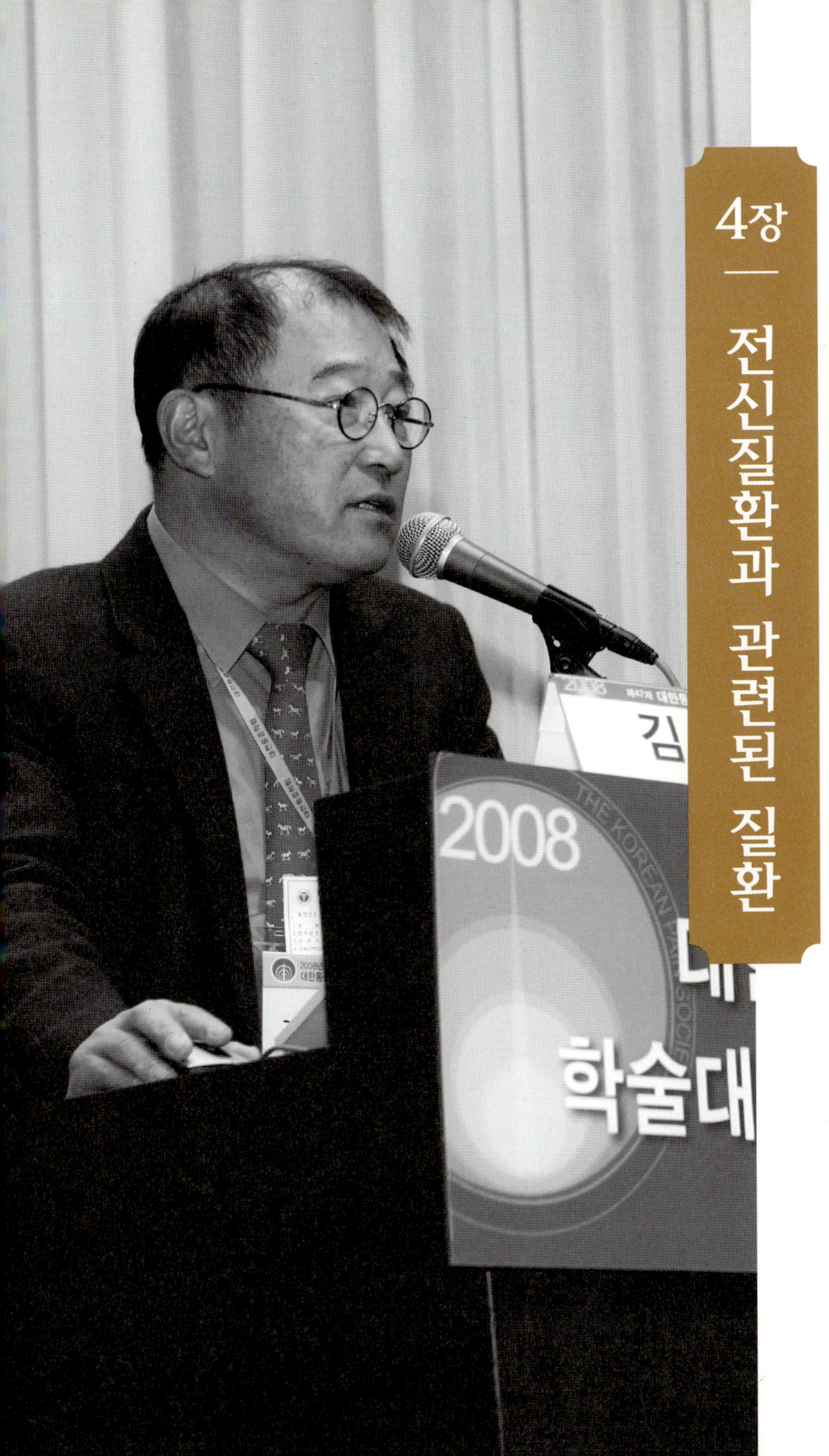

4장

전신질환과 관련된 질환

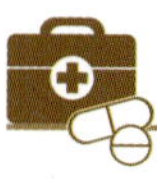

01 섬유근염

스트레스 받으면 더욱 악화…… 조기 치료가 중요

43세 된 한 여자 환자는 평소 자녀문제로 심한 스트레스와 우울감을 많이 느꼈으며, 결혼 전에도 걱정이 많았다고 한다. 5년 전부터 어깨 부위로 뻐근한 통증이 있어오다가 통증부위가 여기저기 옮겨다니기도 하고 정도도 더 심해져 내원하였다.

6개월 전부터 남편과 별거 중이며 그동안 많은 의원 및 병원을 전전했으나 별다른 효과나 차도를 느끼지 못하였다고 하며, 검사에서도 이상소견을 보이지 않았다.

➕ 원인

신경통증 클리닉을 찾아오는 환자 중에는 자신의 질병 원인을 규명하기 위해 이미 이전에도 여러 병원을 방문해서 다양한 검사를 해보았지만 검사소견이 정상으로 나온 경우가 많다. 그러나 검사결과는 정상이지만 본인은 통증으로 괴로워한다.

이 경우 의사들로부터 질병의 원인이 신경성이다, 근육이나 인대가 늘어났다, 혈액순환이 잘 안 돼서 그렇다는 등의 뜬구름 잡는 듯한 대답을 듣는 경우가 대부분이다. 이런 질환에 속하는 대표적인 질병이 바로 섬유근염이다.

통증을 느끼는 것은 매우 주관적이어서 객관적으로 정확히 그 정도를 증명하기는 어렵다. 따라서 현대의학이 발달됐다고는 해도 실제로 몸 속에서 일어나는 변화를 정량적이거나 가시적으로 알아내는 것은 불가능한 때가 많다.

➕ 증상

섬유근염은 불특정하게 몸의 넓은 부위에 걸쳐 통증이 나타나기 때문에 의사들 사이에서도 정의내리기 어려운 질병이다. 대부분의 환자들은 양 어깨 승모근 부위, 엉덩이 위쪽이나 바깥쪽 근육, 제5요추와 천추 사이의 추간인대 부위, 무릎이나 발목의 안쪽, 목덜미 부분, 팔꿈치 주변부 등에서 통증을 느낀다.

여러 연구결과를 보면 통증이 몸 전체에 걸쳐 넓은 부위에 3개월 이상 나타나고 최소한 11군데 이상의 압통점이 있으며 다른 검사에서 염증이나 근육의 피로를 발견하지 못하는 경우 섬유근염이라고 진단을 내릴 수 있다고 한다.

진단범주 안에는 기타 증상, 즉 수면장애, 피로, 기상시 몸이 뻣뻣함, 불안, 두통, 우울증, 과민성 대장증상, 월경곤란증, 손발이 차지는 현상 등도 포함된다. 이런 환자들은 피곤하고 몸이 개운하지 않으며 관절운동도 부자연스럽다. 특히 아침에 통증이 심하고 밤에도 잠을 깊이 자지 못한다. 또한 춥거나 습기가 많은 날씨, 수면 부족, 정신적 스트레스, 아픈 쪽 근육의 과다한 사용 등에 의해 증세가 악화되는 경우가 많다.

자세히 문진을 하다보면 환자들에게는 오랫동안 근육에 과부하가 생길 만한 일들, 즉 지속적인 근육 수축, 나쁜 자세나 나쁜 작업습관, 스트레스, 인체공학적으로 부적절한 가구의 사용, 오랫동안 몸의 일부가 조여졌거나 움직이지 못했거나 치아의 부정교합 등 근육의 긴장도를 증가시키는 요인이 있었음을 알 수 있다.

그러나 이런 질병의 범주 안에 들어 섬유근염이라는 진단을 내렸다고 해도 후에 다른 질병으로 진단받는 경우도 있다. 다시 말해 여기저기 비특징적으로 아픈 증상은 목디스크 또는 허리디스크 등 어떤 질병의 선행 증상으로 나타날 수도 있다. 따라서 통증을 호소하는 환자의 이야기를 주의 깊게 듣고 신중히 판단을 내려야 한다.

✚ 치료법

통증은 만성화될수록 치유되기 어려운 악성질환으로 넘어간다. 따라서 조기에 통증 조절을 해주는 것이 중요하다.

이러한 환자들은 한 가지 방법만으로 접근하기는 어렵다. 통증의 원인이 전부 정신적인 것은 아니라 하더라도 환자의 정신적인 면에 대한 이해와 보조가 필요하며, 해당 부위의 신경치료(교감신경치료 포함)와 더불어 뭉친 근육을 이완시켜주고 혈액순환을 원활히 해주는 치료가 도움이 된다. 보조적으로 온열, 마사지, 온탕요법 등을 병행하는 것이 좋다.

섬유근염

몸의 여러 부위에 만성적인 통증이 나타나기 때문에 명확히 정의내리기 어렵다. 하지만 시간이 지날수록 치유하기 어려운 악성질환으로 넘어가기 때문에 조기에 통증을 조절해주는 것이 중요하다.

섬유근염 진단 설문지

No :　　　　　환자명 :　　　　　날짜 :

1　Widespread Pain Index(WPI)

[지난 한 주간 통증이 있었던 부위의 번호에 ✔표시하십시오[1]]

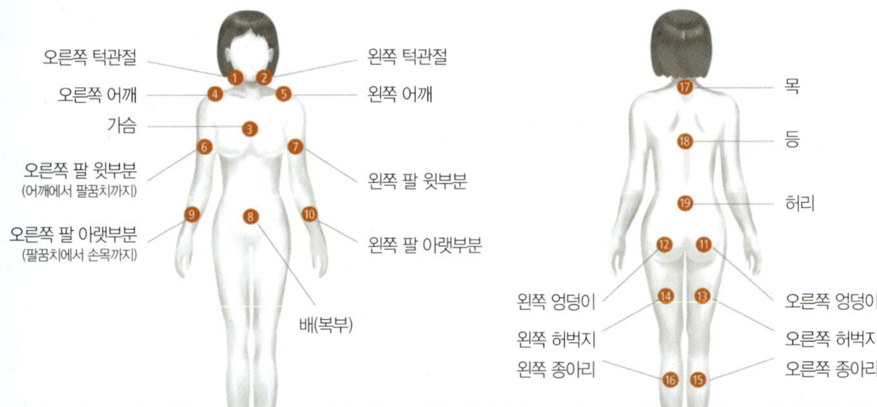

2　Symptom Severity (SS) Scale

[당신이 지난 한 주 동안 생활하면서 느꼈던 증상 정도에 해당하는 □ 에 ✔표시하십시오[1]]

가. 지난 한 주간 얼마나 피곤했습니까?

- □0 전혀 피곤하지 않았다
- □1 약간 또는 가끔씩 피곤했다
- □2 상당히 또는 자주 피곤했다
- □3 생활이 힘들 정도로 중증, 지속적으로 피곤했다

나. 지난 한 주간 아침에 잠에서 깨어날 때의 기분은 어떠했습니까?

- □0 상쾌했다
- □1 약간 또는 가끔씩 상쾌하지 않았다
- □2 상당히 또는 자주 상쾌하지 않았다
- □3 생활이 힘들 정도로 중증, 지속적으로 상쾌하지 않았다

다. 지난 한 주간 기억력이나 집중력 정도는 어떠했습니까?

- □0 전혀 문제가 없었다
- □1 약간 또는 가끔씩 문제가 있었다
- □2 상당히 또는 자주 문제가 있었다
- □3 생활이 힘들 정도로 중증, 지속적으로 문제가 있었다

라. 지난 한 주간 다음 (보기)의 신체증상의 정도는 어떠했습니까?

> (보기) 근육통, 과민성 대장염, 피로, 건망증, 근력저하, 두통, 복통, 저린 증상, 어지러움, 불면증, 우울증, 변비, 상복부, 통증, 메스꺼움, 신경과민, 흉통, 흐려보임, 열감, 설사, 구강건조, 가려움, 숨쉬기가 힘들어 쌕쌕거림, 레이노 현상, 두드러기, 귀 울음, 구토, 속 쓰림, 구강 궤양, 입맛 변화, 발작, 안구건조, 숨가쁨, 식욕부진, 피부발진, 햇볕 민감반응, 청력저하, 쉽게 멍듦, 탈모, 빈뇨, 배뇨통, 방광 경련

- □0 증상이 전혀 없었다
- □1 증상이 약간(몇 개 정도)은 있었다
- □2 증상이 중 정도(50% 정도)로 있었다
- □3 증상이 상당히 많이 있었다

섬유근염 진단기준 (점수결과)[1]

1　Widespread Pain Index (WPI)
(점수범위 0~19점)

WPI 점수
＿＿ 점

2　Symptom Severity (SS) Scale (점수범위 0~12점)

가. 피로정도 (0~3점)	(＿＿ 점)
나. 아침에 잠에서 깨어날 때의 기분 (0~3점)	(＿＿ 점)
다. 인지장애 정도 (0~3점)	(＿＿ 점)
라. 신체증상 정도 (0~3점)	(＿＿ 점)

SS 점수
＿＿ 점
(가+나+다+라 합께)

※ 섬유근염의 진단은 다음 3가지 조건을 충족하여야 한다.
1. WPI ≥ 7점 + SS scale score ≥ 5점
   또는 WPI 3~6 + SS scale score ≥ 9점
2. 증상이 비슷한 수준에서 최소 3개월 정도는 있어야 한다.
3. 환자의 통증을 설명할 수 있는 다른 질환은 없어야 한다.

※ 섬유근염 요양급여 인정기준 : 위와 같은 3가지 조건을 충족하여 섬유근염으로 확진 후, VAS 40mm 이상, FIQ 40점 이상이어야 한다.[2]

※ 이 진단지는 보건복지부 고시 제2011-89호 (2011년 9월 1일 시행 기준)에 의거하여 개발하였습니다. 최신의 요양급여 인정기준에 대해서는 건강보험심사평가원(www.hira.or.kr)을 통해 확인하시기 바랍니다[2]
References. 1. Wolfe F, Clauw DJ, Fitzcharles MA, et al. The American College of Rheumatology Preliminary Diagnostic Criteria for Fibromyalgia and Measurement of Symptom Severity. American College of Rheumatology. 2010;62(5):600-610. 2. 보건복지부 고시 제2011-89호

VAS & FIQ 설문지

No :   환자명 :   날짜 :

VAS   Visual Analog Scale

통증없음   0   10   20   30   40   50   60   70   80   90   100 (mm)   극심한 통증

FIQ   Korean Version of the Fibromyalgia Impact Questionnaire[3]

※ 환자분께서는 아래 질문에 대해 해당하는 □ 에 ✔표시하십시오

1. 다음을 할 수 있습니까?

	항상	대부분	가끔	절대못함
① 장보기 / 쇼핑	□	□	□	□
② 세탁기로 빨래하기	□	□	□	□
③ 식사준비하기	□	□	□	□
④ 설거지	□	□	□	□
⑤ 진공청소기로 청소하기	□	□	□	□
⑥ 잠자리 준비 / 침대 정리	□	□	□	□
⑦ 1km 정도 걷기 / 동네 걷기	□	□	□	□
⑧ 친구 또는 친척 방문하기	□	□	□	□
⑨ 정원일 / 들일하기	□	□	□	□
⑩ 자동차나 자전거 운전하기	□	□	□	□
⑪ 계단 오르내리기	□	□	□	□

1번 문항 점수 : ① ~ ⑪ 합계
(✔ : 선택한 갯수 합)

□개×0 = ( )   □개×1 = ( )   □개×2 = ( )   □개×3 = ( )

[A] 점수 : [( ) + ( ) + ( ) + ( )] × 0.3 = 〈 〉점

2. 지난 일주일 동안 좋게 느껴진 날이 며칠인가요?

□ 0일   □ 1일   □ 2일   □ 3일
□ 4일   □ 5일   □ 6일   □ 7일

3. 지난 일주일 동안 섬유근염 때문에 일을 못 나간 것은 며칠이었습니까?

(밖에서 하는 일이 없으면 집안일을 기준으로 답을 하시오)

□ 0일   □ 1일   □ 2일   □ 3일
□ 4일   □ 5일   □ 6일   □ 7일

2번 문항 점수계산 방법 : (7−몇일)×1.43 = ( )점
3번 문항 점수계산 방법 : 몇일×1.43 = ( )점

[B] 점수 : 2번( )점 + 3번( )점 = 〈 〉점

※ 지난 한 주간 생활하면서 당신이 느꼈던 정도에 해당하는 □ 에 ✔표시하십시오

4. 집안일을 포함하여 일을 할 때 섬유근염으로 인한 통증 또는 다른 증상으로 얼마나 지장이 있었습니까?

아무 문제 없었음 ← □0 □1 □2 □3 □4 □5 □6 □7 □8 □9 □10 → *대단히 힘들었음*

5. 통증은 얼마나 심했습니까?

통증 없었음 ← □0 □1 □2 □3 □4 □5 □6 □7 □8 □9 □10 → *매우 심했음*

6. 얼마나 피곤했습니까?

피곤함 없었음 ← □0 □1 □2 □3 □4 □5 □6 □7 □8 □9 □10 → *매우 피곤했음*

7. 아침에 일어날 때 기분이 어떠했습니까?

상쾌했음 ← □0 □1 □2 □3 □4 □5 □6 □7 □8 □9 □10 → *매우 피곤했음*

8. 뻣뻣함이 얼마나 심했습니까?

뻣뻣함이 없었음 ← □0 □1 □2 □3 □4 □5 □6 □7 □8 □9 □10 → *매우 뻣뻣했음*

9. 긴장되거나 신경이 예민해지거나 또는 불안해하는 것을 얼마나 느꼈습니까?

없었음 ← □0 □1 □2 □3 □4 □5 □6 □7 □8 □9 □10 → *매우 긴장되었음*

10. 우울하거나 기분이 언짢은 것은 얼마나 느꼈습니까?

느끼지 않았음 ← □0 □1 □2 □3 □4 □5 □6 □7 □8 □9 □10 → *매우 우울했음*

[C] 점수 : 4~10번 합한 점수 = 〈 〉점

FIQ 전체 점수 합계   [A] 〈 〉 + [B] 〈 〉 + [C] 〈 〉 =

Reference. 3. Bennett R. The Fibromyalgia Impact Questionnaire (FIQ) : a review of its development, current version, operating characteristics and uses. Clin Exp Rheumatol. 2005;23(39):S154−162

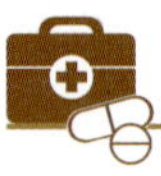

02 신경병증성 통증

말초신경 · 중추신경 손상 등 원인 다양…… 복합치료 병행

63세 된 한 남자 환자는 당뇨가 매우 심한 분으로 10년 전 우측 부위 뇌경색을 앓고 난 뒤 6개월 후부터 좌측 어깨에서부터 발목까지 아파오기 시작했다. 잠도 못 잘 정도의 심한 통증으로 여러 병원을 전전하다가 약간 증상이 호전되었으나, 1년 전에 다시 한 번 뇌경색을 앓고 난 뒤 좌측 무릎에서부터 발끝까지 심한 통증이 사라지지 않아 내원했다. 갖은 약물치료와 침 등의 한방치료에도 호전이 없었고, 신경차단도 시행받았으나 큰 진전이 없었다.

만성통증으로 인한 우울증도 심해 가족도 힘든 상태였다. 현재는 본원 통증 클리닉에서 성상신경절 치료, 교감신경차단술, 신경자극술을 시행받고 만족하고 있다.

➕ 원인

신경병증성 통증은 신경의 손상 또는 비정상적인 신경기능으로 야기되는 만성적인 병적 통증을 말한다.

우리 몸은 헤로운 자극에 손상받으면 정상적인 방어 메커니즘의 하나로 통증이 나타나는데, 이 통증을 통해 지속적인 조직 손상을 막고 생체를 보호하는 역할을 하게 된다. 이런 통증은 아픔을 느끼게 해 우리를 괴롭히긴 하지만 조직 손상을 알리는 중요한 신호를 하며, 그로 인해 결국은 우리 신체에 이로운 작용을 하게 된다.

그러나 신경병증성 통증은 이로움을 주는 급성통증과는 달리 통증을 전달하는 신경계의 변형으로 인해 이미 존재하는 질병 이상으로 통증의 악순환을 겪게 한다. 신경 부위의 손상은 손상부위가 치유된 후에도 몇 개월 또는 몇 년 이상 지속적인 통증을 유발하기도 한다.

이러한 신경병증성 통증은 말초신경과 중추신경이 손상을 입어 발생할 수 있다. 말초신경 손상은 말초신경의 일시적 압박이나 신전, 당뇨병 등에 의한 신경 손상, 삼차신경이 뇌혈관의 압박을 받아 얼굴 부위에 통증을 일으키는 3차신경통, 포착성 신경병증, 사지절단 후의 환상지 통증, 대상포진 후 신경통, 만성요통, 수술 후의 통증 등에서 발생된다. 중추신경 손상은 뇌졸중, 뇌나 척수의 외상, 다발성 경화증 등에서 초래된다.

이렇듯 원인은 다양한데, 그 원인이 어떠하든 말초신경, 척수후근, 척수, 뇌로 연결되는 통증의 전달체계에 변형이 초래되고 그로 인해 비정상적인 감각전달이 이루어지는 것이다. 이런 신경병증성

통증은 경미하거나 성가신 정도에서부터 참을 수 없을 정도로 고통
스러운 통증까지 다양하며, 대부분의 경우 일반적인 치료방법으로는
잘 듣지 않는다.

➕ 증상

신경병증성 통증 환자들은 몇 가지 특징적인 증상을 나타낸다. 자
발적인 통증과 정상적으로는 통증을 유발하지 않는 털이 닿는 듯한
자극에도 통증이 유발되며(이질통), 아픈 자극에 대해서는 통증의 증
강을 보인다(통각과민).

통증은 작열성이며 쏘거나 저리거나 기어가는 듯하거나, 전기가
오는 듯한 이상한 감각 등을 나타내고, 특징적인 단일 증상보다는 복
합적인 증상으로 나타난다. 흔히 환자들은 이때까지 경험해보지 못
한 이상한 통증을 호소한다.

즉, 신경병증성 통증은 질환의 종류에 따라 다른 임상증상이 나타
나며, 동일 질환을 갖는 환자 중에서도 다른 종류의 임상증상이 나타
나기도 한다. 이렇게 일관성이 없는 이유는 통증에 대한 연구가 계속
되긴 하지만 통증의 메커니즘을 규명하기 어려운 부분이 많으며, 말
초성과 중추성의 복잡하고 다양한 메커니즘과 관련되어 통증이 일어
나기 때문이다.

따라서 이러한 환자에게 일반적인 치료는 해결책이 되지 못한다.
환자들은 만성적이고 지속적인 통증으로 정신 고통도 배가 되어 괴
로운 생활을 하게 된다.

✚ 치료법

신경통증 클리닉에서는 다양한 접근방법으로 통증을 치료하며, 통증전문의들 역시 이러한 환자에 대한 치료를 가장 큰 과제로 생각하고 있다.

이때 치료에서 '다양한 접근방법'이라는 것은 어떠한 한두 가지 치료로는 만족할 만한 것이 없고, 어느 한 방법이 특정 환자에게 또는 어떤 질환에 유용하다는 결론을 얻지 못하고 있다는 뜻이다. 신경병증성 통증은 한 가지 원인 때문에 통증이 유발되는 것이 아니라 교감신경성, 체성신경성 또는 중심성 통증이 복합적으로 이루어져 나타나는 것이기 때문이다.

신경통증 클리닉에서는 일반적인 약물치료요법에 덧붙여 각 환자의 신경병증성 통증을 분석해 그 원인에 따라 치료하는데 교감신경치료, 체성신경치료, 중심성 통증치료, 신경자극술, 심리요법 등을 복합적으로 시행한다. 이처럼 다각적인 치료방법을 통해 환자들로 하여금 통증으로부터 벗어나도록 도와줄 수 있다.

✳ 핵심 포인트

신경병증성 통증
통증은 작열성이며 쏘거나 저리거나 벌레가 기어가는 듯하거나 전기가 오는 듯한 이상한 감각과 이때까지 경험하지 못한 통증을 호소하며, 단일 증상보다 복합적인 증상이 만성적으로 나타나게 된다.

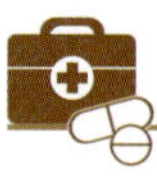

03 대상포진 및 대상포진 후 신경통

수두 바이러스에 감염…… 초기에 감기몸살 증상 보여

증례

24세 된 여자 환자로 혼자 살고 있으며, 3개월 전 심한 감기를 앓고 난 뒤 우측 어깨에서 팔의 상위 부분까지 전기가 오듯 찌릿한 통증이 있다가 3일이 지난 뒤 수포가 발생하였다.

피부과와 정형외과 등의 치료를 받고 나았다고 생각했으나 한 달 뒤 다시 같은 부위에 더 심한 통증이 나타나 내원했다.

➕ 원인 및 증상

대부분의 질병은 병의 진행에 따라 통증을 동반하게 마련인데, 그중에서도 아주 극심한 통증을 나타내는 대표적인 질환 중 하나가 대상포진 후 신경통이라 할 수 있다.

대상포진은 수두 바이러스(varicella-zoster virus)가 신경근에 잠복해 있다가 몸의 면역력이 떨어졌을 때 발병하게 된다. 초기 증상은 감염된 신경을 따라 편측성으로 피부 감각이 이상해지고 둔해지면서 통증을 나타낼 수 있다. 때로는 몸에 불그스레한 발진이 나타나면서 통증이 시작되기도 하지만, 대개는 통증 시작 후 며칠 내에 발진이 나타나고 수포로 이행된다.

수포들은 대부분 일주일 이내에 딱지가 앉으면서 한 달 이내에 치유된다. 이렇게 치유된 대상포진 환자 10명 중 1~2명은 대상포진 후 신경통으로 이행되는데, 특히 노인의 경우가 가장 많다. 장기간의 항암치료 등으로 면역기능이 저하된 경우, 당뇨병이 동반된 경우, 얼굴 부위에 발생된 경우 등도 대상포진 후 신경통으로의 이환율이 높아진다.

대상포진 후 신경통이란 발진이 치유된 후 1~6개월 동안 통증이 계속되는 것을 말한다. 이런 환자의 통증은 몇 개월 내에 자연적으로 사라지는 경우도 있지만, 일부 환자에게는 몇 년간, 심지어는 평생 동안 지속될 수도 있다. 대상포진 후 신경통으로 이환되면 그 부위에 감각 저하와 더불어 통증이 동반된다.

흉부에 통증이 나타나는 환자 중에는 상처부위에 옷이 스치는 것조차 괴로워 옷 입기를 두려워하며, 얼굴에 통증을 호소하는 환자 중에는 머리카락이나 상처부위를 건드리면 더욱 통증이 심해져 소스라치게 놀라는 경우도 있다.

대상포진 안면

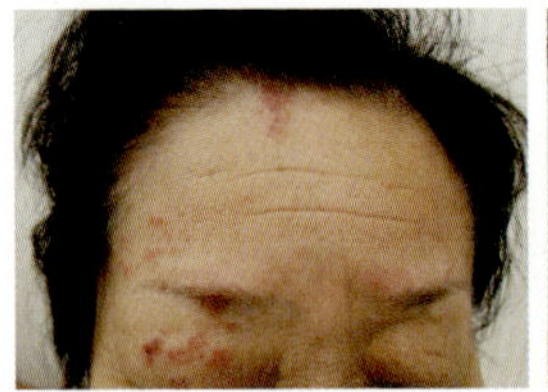

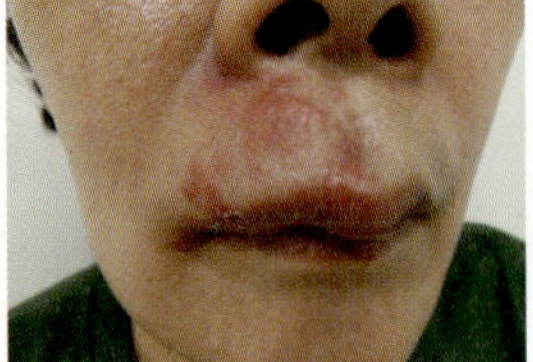

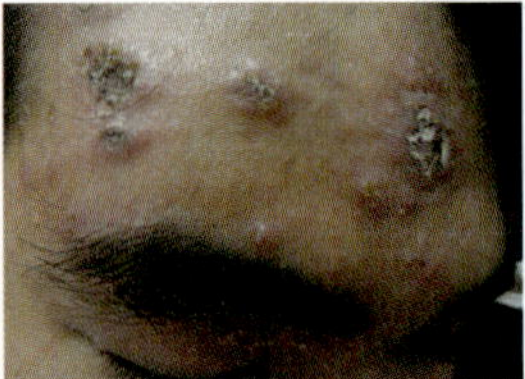

❖ ATNB

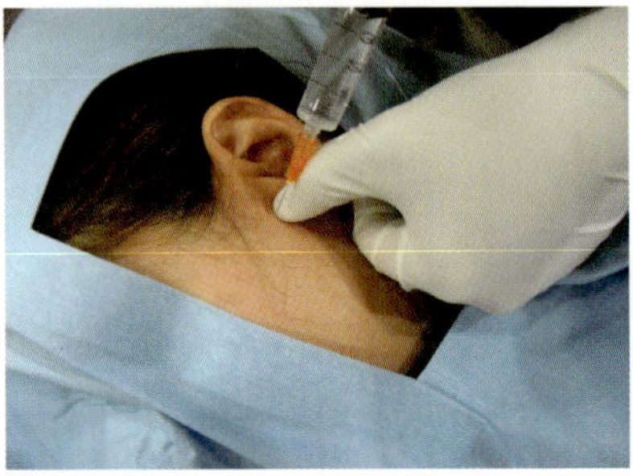

❖ STNB

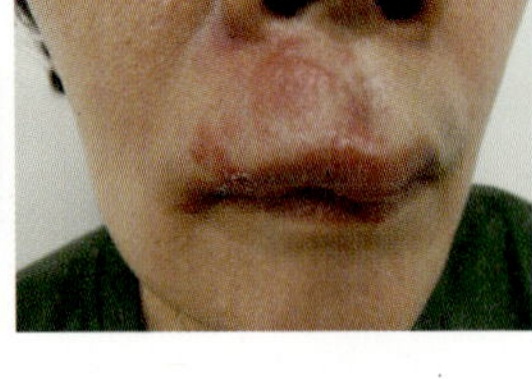

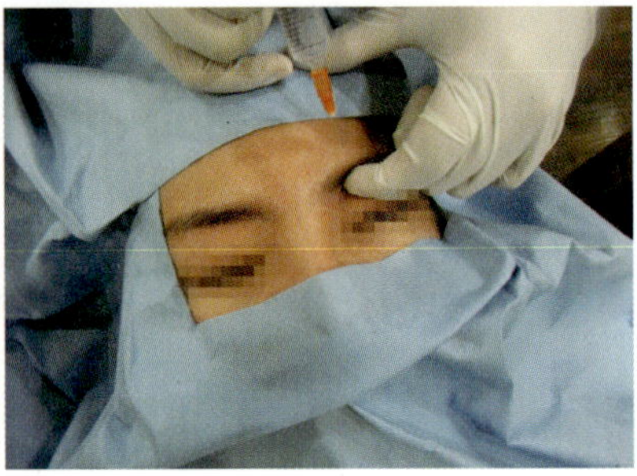

대상포진 경추

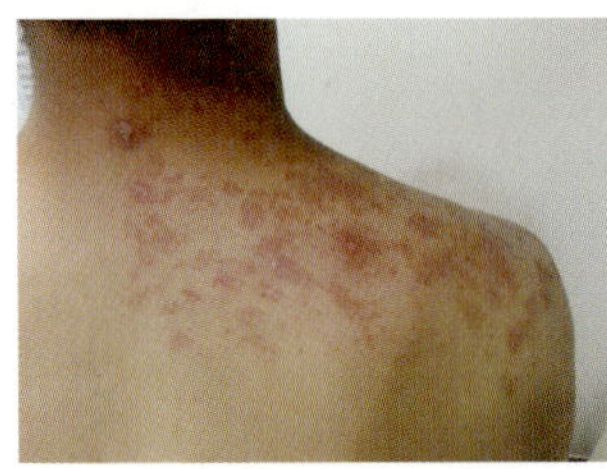

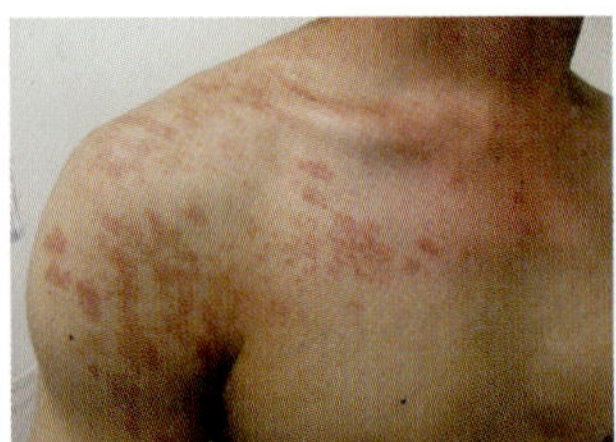

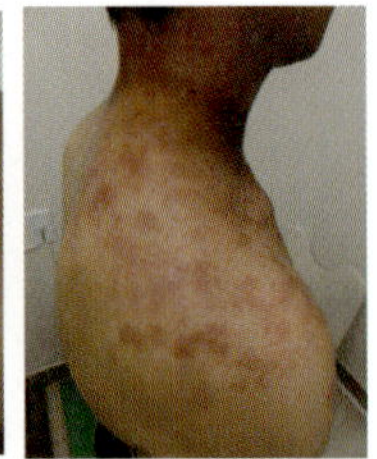

❖ C－STE 경추 선택적 신경근 차단법.

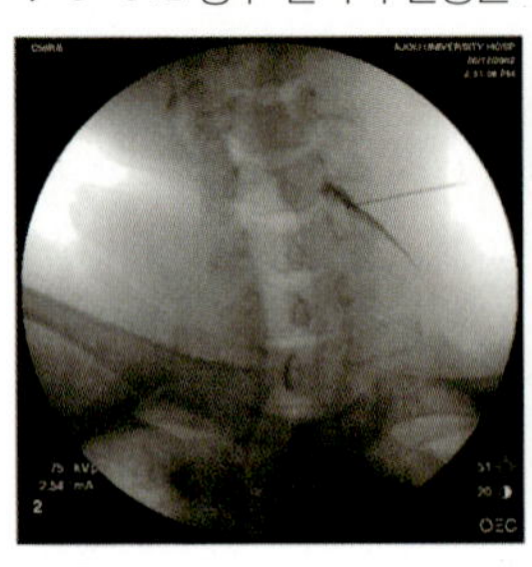

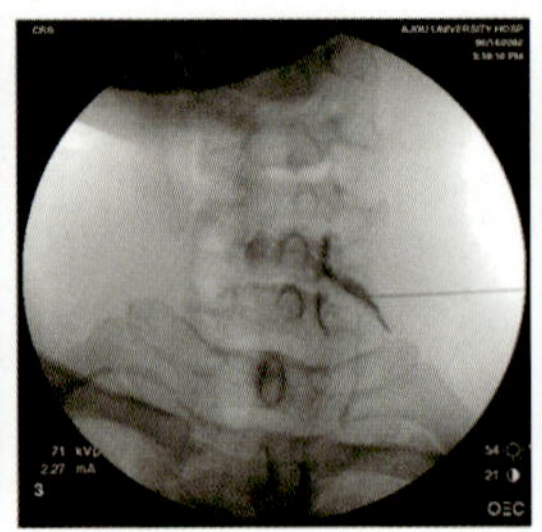

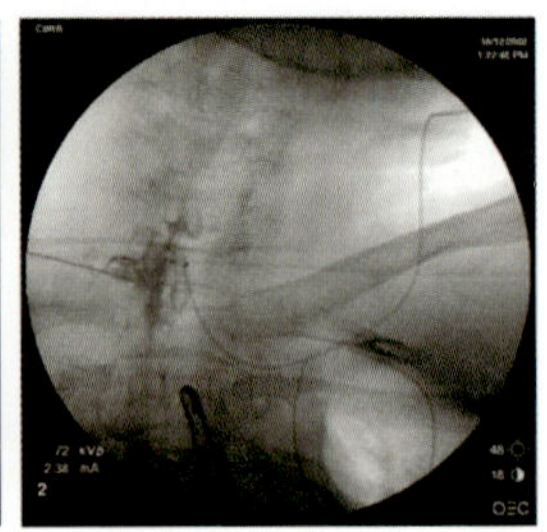

C6

C7

C8

대상포진 흉추

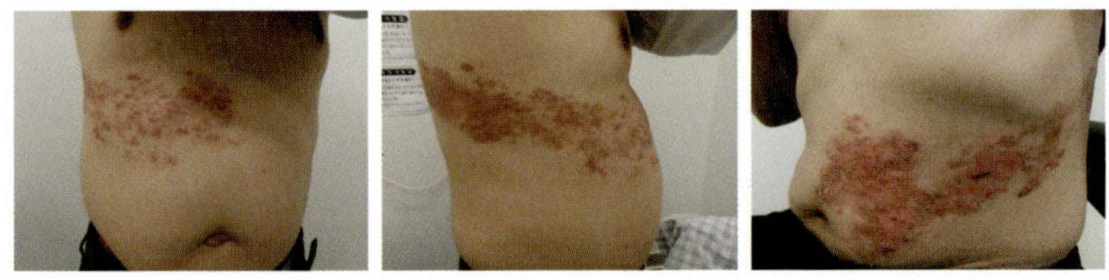

❖ T-STE 흉추 선택적 신경근 차단법.

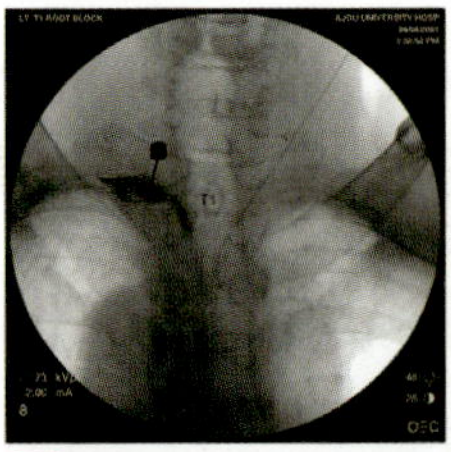

T1

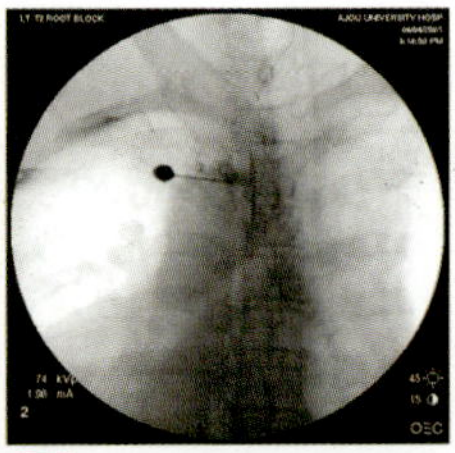

T2

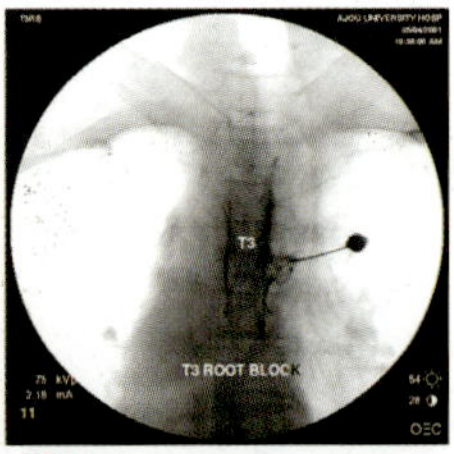

T3

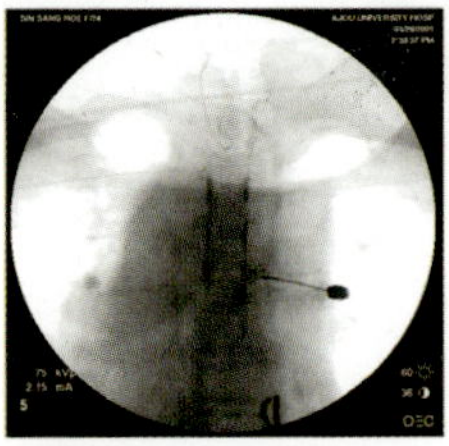

T4

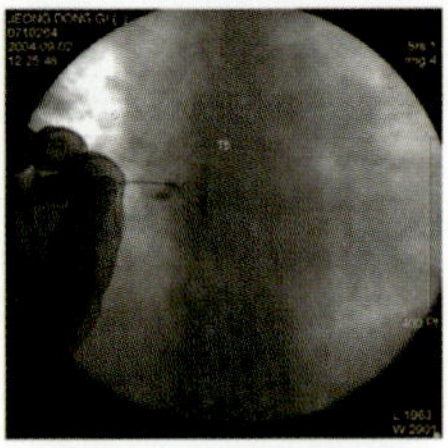

T5

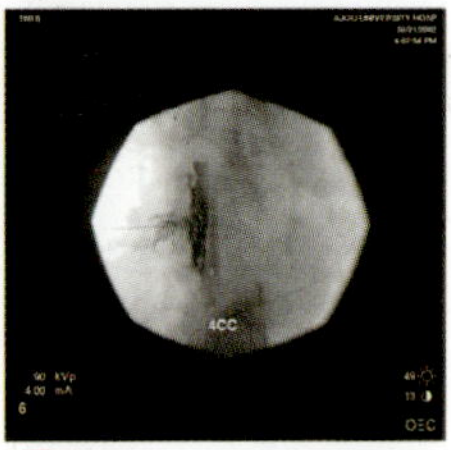

T6

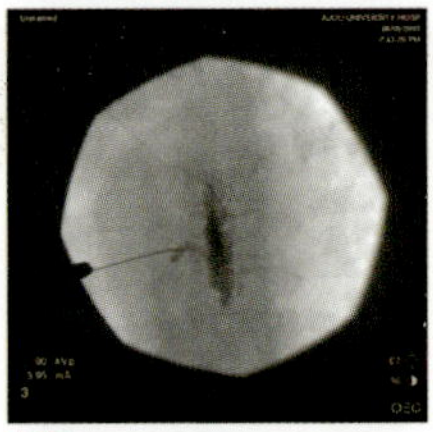

T7

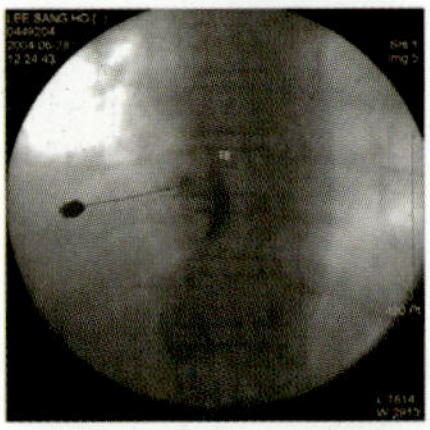

T8

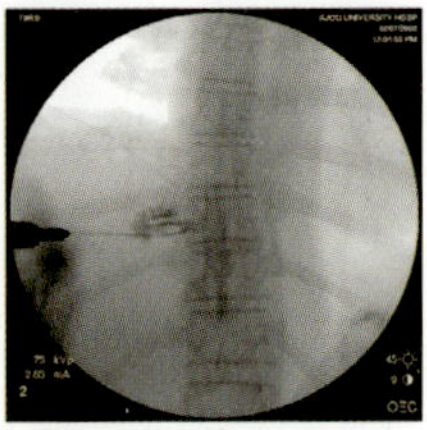

T9

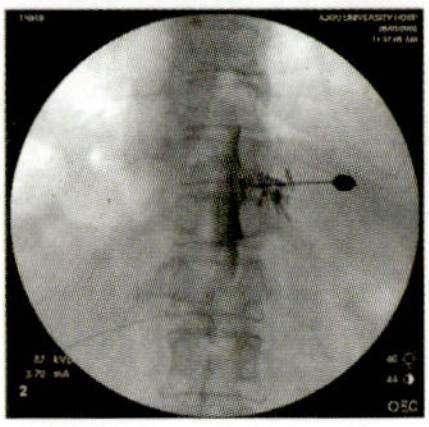

T10

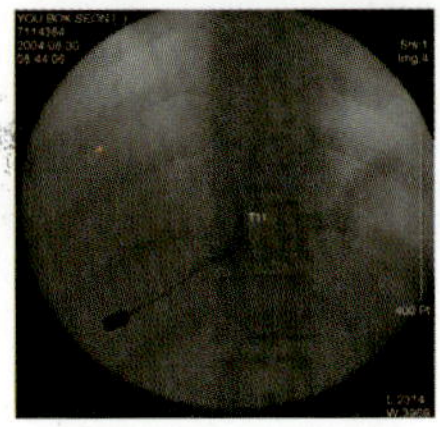

T11

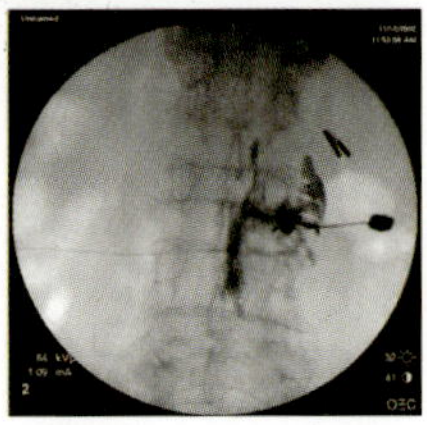

T12

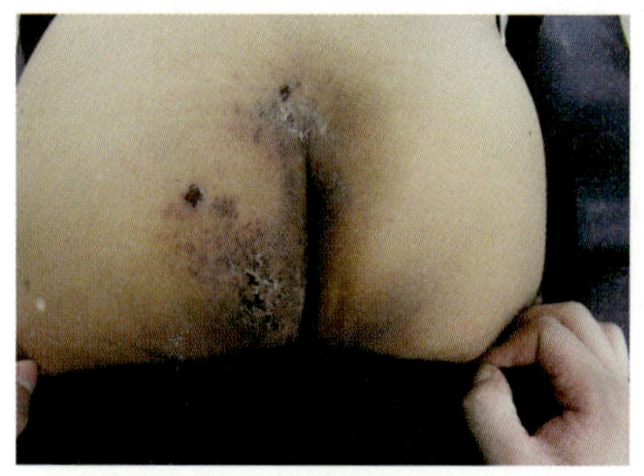

❖ S-STE 천골 선택적 신경근 차단법.

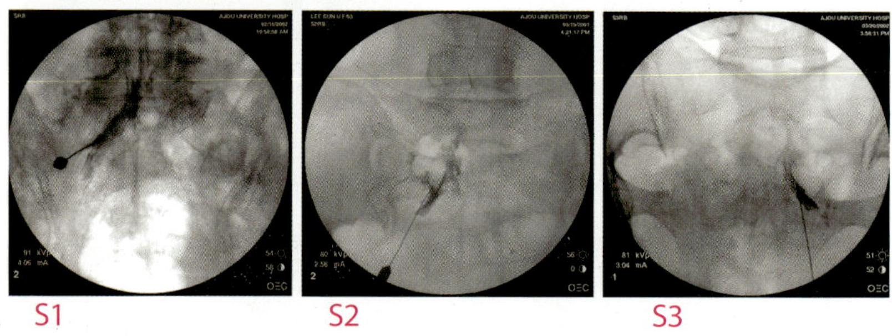

S1   S2   S3

대상포진 요추

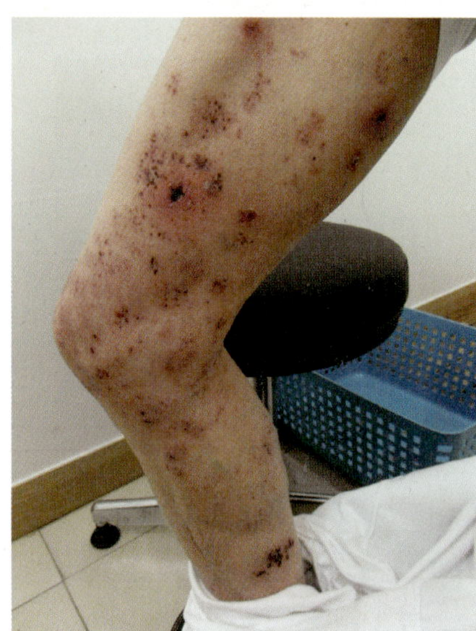

❖ L-STE 요추 선택적 신경근 차단법.

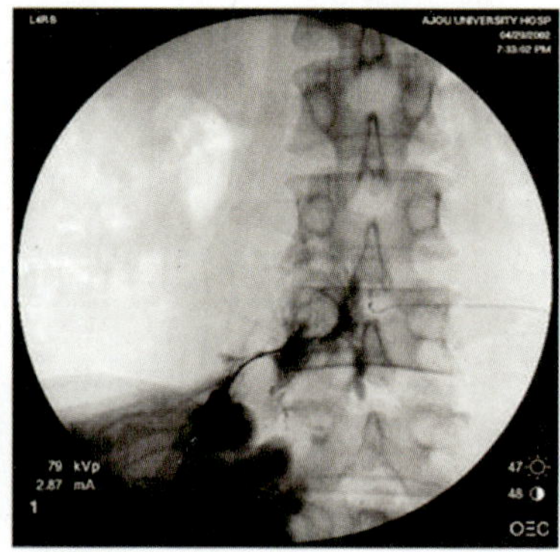

L4

대상포진이 가장 잘 생기는 부위는 흉부로서 등으로부터 시작해 옆구리, 가슴, 복부에 나타난다. 그 다음으로는 얼굴 부위로서 특히 이마나 앞머리 또는 뺨에 나타나며, 그밖에 목이나 허리, 다리에도 드물게 나타난다.

이때 나타나는 전신증상으로는 열이 나고 목이 뻣뻣해지며 두통과 구역질 등이 동반될 수도 있다. 바이러스로 인해 발생되는 감기의 경우 안정을 취하거나 휴식만으로도 자연치유되는 경우가 대부분이듯이 대상포진도 한 달 이내 자연치유되는 경우가 많다.

✚ 치료법

대상포진이 발병하면 우선 대증요법, 항바이러스 약제 등을 복용하기도 하는데, 무엇보다 중요한 것은 대상포진 후 신경통으로 이환되는 것을 예방하기 위해 교감신경치료를 받는 일이다. 대상포진이 발병했을 때 교감신경치료를 하면 대상포진 후 신경통으로 이행되는 비율을 감소시키는 것으로 알려져 있으며, 이 치료의 시기는 빠를수록 좋다.

발병한 지 한 달이 지나면 이미 대상포진 후 신경통으로 넘어간 경우가 대부분이다. 한 달을 전후해 일단 대상포진 후 신경통으로 진전되면 어떠한 진통제나 신경치료에도 만족할 만한 효과를 보지 못하게 되어 고통스러운 나날을 보내기 때문이다. 이때부터 환자는 고통스러운 생활에서 벗어나기 위해 여러 병원을 방황하며 온갖 치료를 받아보지만 별다른 효과를 보지 못한다. 실망한 나머지 좌절하게 되며 짜증이 늘고, 심한 경우 우울증으로까지 발전하게 된다.

이렇게 이미 대상포진 후 신경통으로 넘어가버린 경우에는 완치를 기대하기가 어렵고, 침범된 신경근에 적절한 신경치료를 가함으로써 통증의 주기를 끊어주어야 한다. 이런 신경치료로 급격히 호전되는 경우도 있지만, 대부분 환자의 경우 50% 이상의 효과를 기대하기 어렵고 나머지는 약물요법을 병행해야 한다.

✳ 핵심 포인트

대상포진 및 대상포진 후 신경통
몸에 불그스레한 발진이 나면서 며칠 후 띠를 두른 모양으로 수포가 나기 때문에 단순한 피부질환으로 생각하기 쉽다. 하지만 신경통으로 이행하여 몇 년간 혹은 평생 동안 통증에 시달릴 수 있기 때문에 신경통으로 넘어가지 않도록 조기에 충분한 신경치료를 해야 한다.

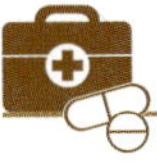

04 단순포진

환자마다 다양한 증상…… **2차 감염에 주의해야**

증례

7세 된 여자 환자로 1세경 수두를 앓았던 과거력이 있으며, 내원 3일 전 감기를 앓고 난 뒤 좌측 목 뒤와 어깨, 팔 등으로 수포가 생겨 응급실을 통해 내원했다. 통증은 심하지 않았고 가려움증도 동반되지 않았지만 대상포진이 의심되어 방문하였다.

➕ 원인

우리 몸에 수포를 형성하는 질환은 여러 종류가 있다. 잠재되어 있던 수두바이러스가 대상포진을 야기하며 심한 통증과 수포를 발생시키는데, 면역력이 약해진 환자나 노인의 경우 흔하게 발생하나 대부분의 건강한 사람의 경우에는 감기처럼 가볍게 지나간다.

반면 단순포진의 경우는 단순포진 바이러스(HSV : Herpes Simplex Virus)에 의한 감염으로 발생하며 1형과 2형이 존재한다. 바이러스 질환의 대부분은 몸의 면역과 관련이 있는데, 1형의 경우는 주로 아동기에 흔하며 구강분비물에 의해 접촉 전파되는 경향이 있다. 재발률은 40~60% 정도로 높다. 2형의 경우는 주로 사춘기 이후에 발생하며 생식기 접촉으로 전파된다. 재발률은 80% 이상으로 매우 높다.

대상포진과 다르게 단순포진의 경우는 통증의 정도가 심하지 않으며, 편측성과 양측성 모두 나타나고 재발한다는 점에서 구별된다. 또한 하나의 신경가지에 국한되지 않으며 여러 가지를 침범해 수포를 형성할 수 있다.

✚ 증상

일부 환자에게는 증상이 나타나지 않으며 환자마다 다양한 증상을 나타낼 수 있다. 화끈거리는 느낌, 가려움, 마비감, 전기오는 듯한 찌릿함 등의 증상이 수시간에서 수일간 지속될 수 있으며, 생식기 부위에 수포가 형성되기도 한다. 수포가 터질 경우 통증을 동반한 궤양이나 발열 등이 발생할 수 있다.

단순포진 바이러스는 대상포진 바이러스와 비슷하게 일단 감염 후에 균이 소실되지 않고 신경절에 잠재되어 있다가 피로, 감기, 발열, 스트레스, 면역 약화 등에 의해 재발된다. 면역학적인 검사를 통해 바이러스 항원을 검사하거나 혈청에서 항체를 검사하여 진단할 수 있으며, 2차 감염에 주의해야 한다.

✚ 치료법

통증 클리닉에서는 항바이러스 제제를 투여함으로써 바이러스의 증식을 억제함과 동시에 성상신경절 치료, 신경치료 등을 통하여 환자의 건강을 회복시킨다. 그러나 일단 바이러스의 감염이 있게 되면 균이 소실되지 않기에 재발될 수 있으며, 평소 면역력을 강화시키는 노력이 필요할 것이다.

> ✳ 핵심 포인트
>
> **단순포진**
> 통증의 정도가 심하지 않고 편측성과 양측성 모두 나타나며 쉽게 재발한다. 하나의 신경가지에 국한되지 않으며 여러 가지를 침범하여 수포를 형성할 수 있다.

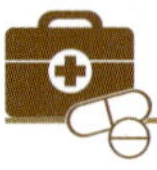

05 늑간신경통

등에서 앞가슴 쪽으로 통증…… 척추 압박골절 등 원인 다양

자동차 정비를 하는 27세 된 남자로 출장을 나갔다가 돌아오는 길에 타이어 펑크로 가드레일을 들이받아 의식을 잃을 정도의 사고를 당했다. 다행히 골절이나 장기손상의 소견은 보이지 않았고, 경추8번과 흉추1번 신경의 손상이 있었으나 이후 근전도, 신경전도, X선사진 흉추 자기공명영상에서는 정상소견을 보였다.

그러나 환자는 우측 앞가슴에서 시작되어 머리와 다리까지 방사되는 통증을 호소하였고, 간헐적으로 숨이 찬다고 말했다.

➕ 원인

늑간신경통이란 등에서부터 앞가슴 쪽에 통증을 느끼는 경우를 통틀어 말하는 것으로, 특정 질환명이라고는 할 수 없고 여러 원인에 따른 증상의 표현이라 할 수 있다.

146

신경통증 클리닉에도 등 쪽이나 앞가슴 부분이 아파서 찾아오는 환자들이 상당히 많다. 이런 환자들의 증상의 원인을 자세히 살펴보면 척추의 압박골절이나 대상포진 후 신경통, 흉추의 추간판탈출증(디스크) 또는 경추의 추간판탈출증, 늑연골염, 늑골골절, 흉곽수술 후의 통증, 근근막증후군, 당뇨병 등으로 인한 말초신경병증에 의한 통증 및 암성통증 등 다양하다.

통증이 가슴이나 등으로 오기 때문에 환자들은 흔히들 내과를 먼저 찾아가고 심전도, 가슴사진, 심지어는 식도 및 위내시경 등 내장기관에 대한 검사를 받는 경우도 드물지 않다. 그러나 이런 검사결과는 대부분 정상으로 나오며, 의사로부터 특별한 문제가 없으니 신경 쓰지 말고 운동이나 하면서 쉬어보라는 권유를 받기도 한다.

환자들 중에는 원인을 찾지 못하고 지속적으로 통증을 느끼면서 '혹시 몸에 암이라도 생긴 게 아닌가' 하는 걱정을 하는 경우도 있다. 이런 상태가 계속되면 병에 대한 걱정과 함께 우울증까지 겹치기도 한다.

➕ 증상

이렇듯 여러 병원을 전전하다 찾아오는 환자에게 신경통증 클리닉에서는 먼저 환자의 과거력에 대한 자세한 문진과 함께 필요한 검사를 통해 정확한 진단을 하게 된다. 가령 고령의 환자가 갑자기 등과 가슴이 아파 돌아눕기도 힘들 정도라면 먼저 척추의 압박골절을 의심하고 척추 방사선사진을 통해 골절 여부를 확인한다. 노인 환자는

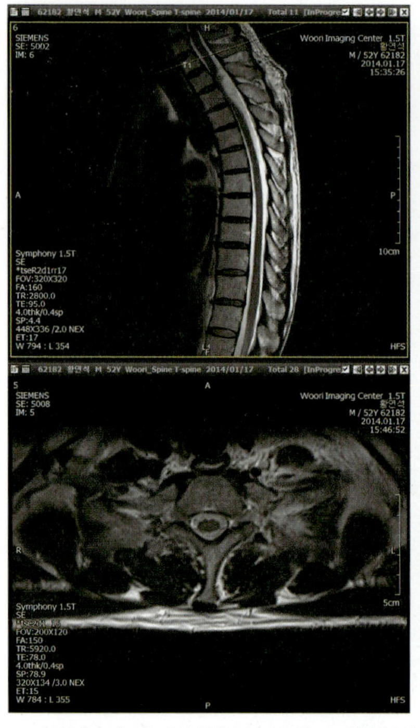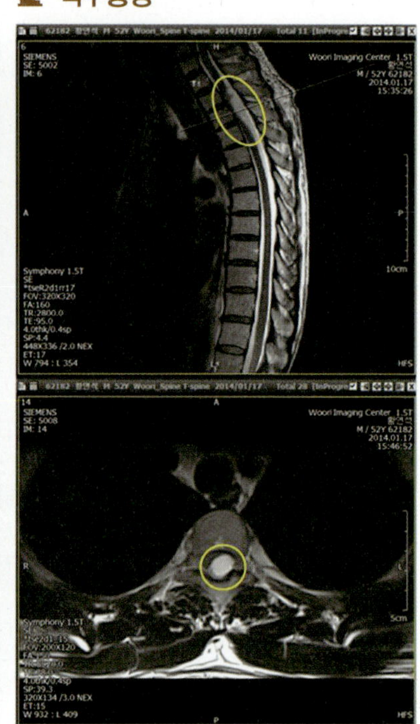

❖ 54세 남자가 늑간신경통인 줄 알고 내원하였으나 MRI 검사 결과 척수에 종양이 자라고 있는 상태였다.

골다공증이 심해 본인이 느끼지 못하는 충격에도 골절을 입을 수 있다. 따라서 특별한 원인이 될 만한 사건이 없어도 압박골절이 올 수 있다.

한편 대상포진 후 신경통으로 가슴 부위 통증을 느끼는 경우도 드물지 않다. 대상포진 후 신경통이란 대상포진 바이러스가 한두 개의 특정 신경을 침범해 그 신경이 분포되는 피부 쪽으로 물집이 생기고 1~2주 후에 물집이 사라지게 되는데, 이때 발생된 통증이 물집이 사라진 후에도 지속되는 것을 말한다.

겉으로는 아무런 변화도 없는데 대상포진 바이러스가 침범한 신경이 분포하는 쪽으로 통증만 계속되는 경우 - 전체 대상포진 후 신경통의 20% - 도 있다. 이렇게 피부 쪽의 특정 병변 없이 가슴과 등 쪽으로 통증만 지속되는 경우에는 옷깃이 스치는 것에도 불쾌한 찌릿함을 느끼고 바늘로 찌르는 듯 아팠다가 가슴이나 등 속 깊은 곳에서 묵직한 둔통이 지속되는 등 대상포진 후 신경통의 통증 양상을 나타내는지 보고 바이러스 항체검사를 통해 확진을 하게 된다.

그밖에도 당뇨병성 말초신경병증처럼 기존의 당뇨병이 몇십 년이 지나면서 늑간신경의 변성을 가져와 통증이 올 수 있고, 다른 관절처럼 늑연골에도 염증반응이 일어날 수 있으며 이로 인해 통증이 올 수도 있다. 또한 흉추의 추간판탈출증은 목이나 허리의 경우보다는 매우 드물지만, 일반적으로 자동차 사고나 강한 충격 후에 발생하며 이로 인해 등과 가슴 쪽으로 통증이 오게 된다. 또는 목의 추간판탈출증에서 가슴이나 등 쪽으로만 주로 통증을 나타내는 경우도 있다. 이렇게 흉추나 목의 추간판탈출증이 의심되면 그 부위의 MRI 촬영을 통해 확진이 가능하다.

➕ 치료법

신경통증 클리닉에서는 여러 원인을 고려해 환자의 과거력과 검사에 의거해 확진하게 된다. 결국 이러한 여러 원인으로 해당 신경에 염증성 변화가 일어나게 되고, 통증 유발물질을 생산하면서 통증이 유발된다.

　신경통증 클리닉에서는 이런 늑간신경통 환자에게 문제가 되는 신경을 찾아 신경의 염증성 변화를 없애주기 위한 약물과 혈액순환을 촉진시킬 수 있는 약물을 투여한다. 정확히 해당 신경을 찾아 약물을 투여함으로써 신체에 미치는 영향은 거의 없으면서 통증을 유발시키는 신경을 안정시켜 통증을 현저히 감소시킨다.

✳ 핵심 포인트

늑간신경통
등에서부터 앞가슴 쪽에 통증을 느끼는 경우이며, 이는 말초신경병에 의한 것부터 골절이나 암까지 원인이 매우 다양하다.

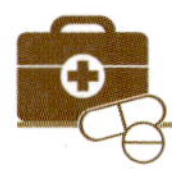

06 류머티즘 관절염

30~50세에 가장 많이 발생…… 혈액순환 높이는 신경치료 도움

➕ 원인

운동량이 부족하기 쉬운 50대 후반의 중년, 특히 가정주부와 같은 중년 여성 중에는 한두 번쯤 관절통증을 경험하지 않은 사람이 거의 없을 것이다. 일반적으로 관절염은 퇴행성 관절염과 류머티즘 관절염으로 분류한다. 흔히들 정확한 진단 없이 무릎이 좀 아프다거나 손가락 관절이 아프면 류머티즘 관절염을 의심하기도 한다.

류머티즘 관절염이란 아직 원인이 확실히 밝혀지지 않은 자가면역질환인데 여러 관절에 비특이적인 염증성 반응을 만성적으로 일으키고 동통과 강직이 특징적으로 나타나는 질환을 말한다. 관절만을 침범하는 것이 아니라 전신질환으로서 혈관염이나 장막염, 빈혈, 골다공증 등이 동반될 수도 있다.

일반적으로 성인 인구의 1~2%가 이 질병에 걸리는 것으로 알려져 있으며, 30~50세에서 가장 많이 발생한다. 남녀 모두에서 발생하지만 여성들에게서 세 배 정도 더 많이 발생한다.

➕ 증상

류머티즘 관절염의 진단은 미국 류머티즘 학회에서 만든 진단기준을 기본으로 하여 합당한 소견이 있을 때 내려진다. 흔히 손 관절에 통증이 있다든지 혈액검사에서 류머티즘 인자가 양성으로 나온다고 해서 무조건 류머티즘 관절염으로 생각하는 것은 옳지 않다. 왜냐하면 류머티즘 인자검사에서 가짜 양성으로 나오는 경우도 많기 때문이다. 따라서 무릎이나 손가락 관절, 기타 어느 부위든 관절통이 있는 경우에는 정확한 진단을 받는 것이 중요하다.

류머티즘 관절염은 대부분 피로감, 식욕 부진, 쇠약감이나 뚜렷이 말하기 어려운 관절과 근육의 증상으로 서서히 나타나며, 환자 중 약 10%는 급성으로 진행되는 경우도 있다. 초기 나타나는 관절증상으로는 아침 기상시 관절과 온몸의 근육이 뻣뻣해지는 느낌이 있다. 기상시 관절의 경직은 관절의 운동장애로 나타나며, 시간이 지남에 따라 호전되는 양상을 보인다.

류머티즘 관절염 환자들은 관절의 통증과 압통을 호소하는데 이는 류머티즘 관절염 환자들이 가장 힘들어하는 점이다. 이 질환 환자 중 약 80%가 만성화 과정을 겪으며, 통증으로 인해 환자들은 삶의 질이 저하되고 생활에 소극적인 태도를 취하게 된다. 따라서 이 질환에 걸린 환자는 자신의 병을 조절하기 위한 대책을 세워야 한다.

➕ 치료법

　류머티즘 관절염은 원인 불명의 질환이므로 근본적인 치료방법은 없다. 따라서 평생을 두고 증상의 완화와 악화가 반복된다. 일반적인 치료에서는 장기간에 걸쳐 환자의 증상 경과와 검사수치 개선 여부에 따라 여러 약제를 사용하게 된다.

　반면 신경통증 클리닉에서는 전신적 약제 투여 외에 통증이 있는 국소관절의 관절강 내 약물 주입과 침범된 관절에 대한 혈액순환을 높여주는 신경치료를 병행함으로써 증상 완화에 큰 도움을 주고 있다. 또한 통증을 경감시킨 상태에서 물리요법으로 근력저하 방지, 근위축 방지, 골위축 방지, 관절운동영역 감소 방지, 관절 변형 방지 등을 도모한다.

　더불어 이 질환은 만성적인 소모성 질환이므로 적당한 운동, 충분한 휴식, 고칼로리·고단백 식사와 정신·육체의 안정을 취하고 규칙적인 생활을 유지하는 것이 무엇보다 중요하다. 또한 봉독(벌침)요법이 류머티즘 관절염과 같은 자가면역질환에 도움을 줄 수도 있다.

✳ 핵심 포인트

류머티즘 관절염
원인이 확실히 밝혀지지 않은 자가면역질환으로, 여러 관절에 비특이적인 염증성 반응을 만성적으로 일으키며 혈관염이나 빈혈, 골다공증 등이 동반될 수 있는 전신질환이다.

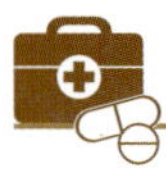

07 퇴행성 관절염

관절연골 닳아서 생긴 질환…… 골주사 효과

✚ 원인

노인층의 동통을 유발하는 원인은 여러 가지가 있으나 가장 흔한 것이 퇴행성 관절염이다. 그중 슬관절염은 퇴행성 관절염의 대부분을 차지한다. 퇴행성 관절염은 관절연골이 닳아 없어지면서 국소적인 퇴행성 변화가 나타나는 질환을 뜻한다. 원인을 알 수 없는 1차성 퇴행성 관절염과 관절연골에 손상을 줄 수 있는 외상 질병, 기형 등이 원인이 되어 발생하는 2차성 퇴행성 관절염으로 구분한다.

여성들 사이에서 흔하며 남자는 55세 이상의 약 80%, 75세 이상인 경우에는 거의 모든 사람에게서 방사선과적으로 소견이 나타난다. 그리고 이 중 약 25% 정도에서 임상증세를 나타내며, 나이가 많아질수록 여성에게 더 많이 그리고 심하게 나타난다. 비만증이 있는 경우에는 정상인보다 약 두 배 정도 발생률이 높다. 이때는 주로 체중을 많이 지탱하는 관절(요추부, 고관절, 슬관절)에 나타난다.

우리 몸의 관절은 두 가지 중요한 기능을 수행한다. 첫 번째 기능은 관절이 효과적으로 미끄러지게 하며, 두 번째로는 힘의 집중적인 스트레스를 예방한다. 그러나 관절면에 과도한 힘이 집중되고 과도한 사용상태가 지속되면 관절로서의 기능이 소실된다.

초기의 변화로는 관절연골이 정상보다 비대해지고 관절면은 얇아진다. 시간이 지남에 따라 연골의 퇴행성 변화를 보이면서 골의 재형성과 비대가 일어나고, 뼈의 돌출(골극)이 형성되어 관절의 중요한 역할인 관절운동이 제한된다. 따라서 관절 주위의 근육 악화가 흔히 발생하는데, 이러한 변화는 장애를 초래하는 중요한 원인이다.

➕ 증상

관절염의 초기 증상으로는 약한 동통이 가장 흔하다. 동통은 춥거나 습기가 많은 날씨에 더욱 악화되기도 한다. 또한 환자는 운동시 쉽게 피로감을 호소하고, 관절에 운동장애나 경도의 부종 및 관절 주위의 압통을 호소하기도 한다. 관절연골의 소실과 변성으로 인해 관절면이 불규칙해지면 관절을 움직일 때 소리가 나는 수도 있다.

임상적 경과는 일반적으로 서서히 진행되고, 간혹 어느 정도 좋아졌다가 다시 나빠지는 간헐적인 경과를 취하기도 한다. 진단은 환자의 자세한 병력을 분석하고, 이학적·방사선 소견에서 보이는 관절의 여러 가지 변화를 종합함으로써 가능하다.

방사선 소견상 초기에는 정상이며, 질환이 점차 진행되면 관절 간격이 좁아진다. 더욱 진행되면 관절면 가장자리에 날카로운 골극이

형성되며, 연골 밑부분은 경화되어 하얗게 보이고, 관절면의 불규칙
성이 나타난다. 최근에는 방사성 동위원소를 이용한 골 주사를 시행
해 진단에 도움을 받기도 한다. 확진은 관절경이나 수술 등을 통해
퇴행성 변화를 직접 확인함으로써 가능하다.

➕ 치료법

아직까지 퇴행성 관절염을 완전히 정지시킬 수 있는 확실한 치료방
법은 없다. 이 질환의 치료 목적은 환자로 하여금 질병의 성질을 이
해하도록 하여 정신적인 안정을 마련해주고 통증을 경감시켜주는 데
있다. 또한 관절의 기능을 유지시키며 변형을 방지하는 데도 목적이
있다. 신경통증 클리닉에서는 이런 환자들을 대상으로 관절에 신경
치료 약물을 투여하여 혈류 개선 및 항염증 효과를 제공함으로써 탁
월한 치료효과를 보고 있다. 아울러 물리치료를 병행함으로써 관절
의 스트레스를 최소화하고 관절 주위 근육을 보강시켜 근위축으로의
진행을 막아 관절의 기능을 유지하게 한다.

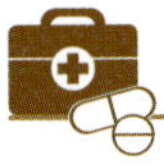

08 골다공증

50대 폐경여성은 일단 의심······ 칼슘과 비타민 **D** 섭취

➕ 원인 및 증상

골다공증은 나이가 든 여성이라면 누구나 한 번쯤은 걱정하게 되는 질병이다. 남성과 다른 생리적 현상으로 여성은 월경을 하게 되는데, 보통 50대를 전후해 폐경이 찾아오고 폐경이 된 여성에게는 신체에 많은 변화가 일어난다.

폐경여성의 신체 변화 중 하나가 바로 골다공증이다. 골다공증은 그 자체의 질환보다는 그로 인해 척추의 압박골절이나 대퇴골 경부나 전자부의 골절 등이 쉽게 올 수 있기 때문에 매우 위험하고 중요하다.

골다공증이란 대사성 골질환 중 가장 흔한 질환으로서 골 형성의 감소 및 흡수의 증가로 골량의 전반적인 감소를 일으키는 질환이다. 초기에는 방사선 검사나 외모에서는 어떤 변화가 없으며, 단지 척추 부위의 둔한 통증과 더불어 쉽게 피로감을 느낀다. 그 후 점차 진행되면 허리나 등이 구부러지며 방사선 검사상 척추골의 변형이나 압박골절 등이 나타날 수 있다. 또한 가볍게 넘어지는 것만으로도 대퇴골 경부나 요골 하단의 골절이 오게 된다.

골다공증은 원인에 따라 원발성과 속발성으로 나뉜다. 원발성 골다공증은 폐경 이후 여성에게서 잘 발생하는 I형과 70세 이상의 남녀에서 볼 수 있는 II형으로 나뉜다. 폐경 이후 오는 골다공증은 척추골의 압박골절 위험성이 크며, 70세 이상의 노인성 골다공증은 대퇴골 경부 골절이나 대퇴골 전자부 골절로 이어질 위험성이 있다.

속발성 골다공증은 여러 가지 내분비 질환이나 위장관 질환, 만성 알코올 중독증, 류마토이드 관절염, 심한 흡연, 만성 폐쇄성 폐질환 등이 원인이 되어 발생한다.

일반적으로 골의 양은 사춘기를 지나 30대까지 골형성이 증가되어 최고치에 달하고, 이후 골 형성과 골 소실의 비율이 비슷해져 신체의 전반적인 골량이 일정하게 유지된다. 그러나 40세 이후 골 소실이 점차 증가해 골의 양이 감소하며, 특히 여성은 폐경이 되면서 가속적으로 골량의 감소를 보인다.

➕ 치료법

골다공증은 단순 방사선 촬영만으로 진단하기 힘든 경우가 많다. 이는 골에 함유되어 있는 무기질이 30~40% 이상 소실되어야만 방사선 소견이 나타나는 경우가 많고, 골절이 동반되어야만 진단이 가능한 경우도 있기 때문이다.

조기진단 방법으로는 골밀도 측정법이 있는데, 골밀도 측정으로 골 소실을 정량적으로 측정할 수 있을 뿐 아니라 조기진단이 가능하다. 골다공증의 조기진단이 중요한 이유는 골다공증으로 인해 초래될 수 있는 가장 무서운 합병증인 골절을 방지하고 더 이상 골량이 감소되는 것을 막아보자는 데 있다.

골다공증 예방은 위험인자의 제거로부터 시작된다. 즉, 과도한 흡연과 음주를 피하고 단백, 염류, 소다, 카페인 섭취를 줄이며 칼슘과 비타민 D 섭취를 늘리고 규칙적인 운동을 하는 것이다.

신경통증 클리닉을 찾아오는 환자들의 연령은 40대 이상이 70% 이상이며, 여자 환자가 남자 환자에 비해 약 1.5배 더 많다. 골다공증 환자 역시 여자가 남자에 비해 네 배 이상인 것으로 보고되고 있다. 속발성으로 오는 경우를 제외하면 대부분의 경우 나이가 들면서, 특히 폐경과 관련된 여성의 변화에서 오는 것이 큰 비율을 차지한다.

나이가 든 환자 분이 등이나 허리 또는 앞가슴 쪽 통증을 호소하며 병원을 찾았을 때는 이미 진행된 골다공증으로 척추의 심한 압박골절을 보이는 경우가 적지 않다. 이런 환자는 조그만 자세의 변동에도 심한 통증을 호소하므로 일상생활에도 큰 불편을 겪게 된다.

신경통증 클리닉에서는 이런 환자들의 통증을 경감시켜주기 위해 척추에 추간관절 치료를 시행하고, 전반적인 신체의 자율신경기능 유지를 위해 성상신경절 치료를 병행한다. 그러나 앞에서 강조했듯이 심한 척추 압박골절 등이 발생하기 전에 골다공증의 조기진단과 예방에 유념하는 것이 중요하다.

신경통증 클리닉에서는 이미 진행된 골다공증에 의한 골절로 인해 고생하는 환자들에게 통증을 전달하는 신경에 치료약물을 투여해 통증을 경감시킴으로써 이런 고통으로부터 벗어날 수 있게 해주고 있다.

골다공증
폐경 이후 여성이나 노인은 골밀도 검사를 통해 골다공증을 조기진단하여 척추나 대퇴골 골절을 방지하고, 더 이상의 골량 감소를 줄여주는 것이 중요하다.

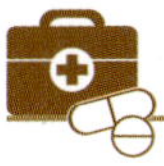

09 통풍

비만형 중년 남성 발병…… 고단백 피하고 과음 삼가야

➕ 원인 및 증상

통풍은 퓨린(purine)대사 이상증으로 혈액 중의 요산 농도가 높아지면서 하나 또는 그 이상의 관절에 반복적으로 급성관절염이 생기는 질환을 말한다. 통풍은 이미 고대에서부터 알려진 질환으로 좋은 음식과 포도주를 즐겨 먹던 귀족들에게 많이 발생해 '질병의 왕' 또는 '왕의 질병'으로 불리기도 했다.

통풍 환자는 실제 관절염으로 인한 통증뿐 아니라 신장이나 뇌혈관, 심장혈관 장애 등이 동반되는 경우가 많으므로 전신적인 관리가 중요하다. 그러나 통풍으로 인한 급성 관절염이 발증했을 때의 통증은 실로 다른 종류의 관절염, 예를 들면 류머티즘 관절염이나 퇴행성 관절염 등과 비교하면 매우 격심하므로 통증 조절 또한 중요하다.

이 질환은 하룻밤 만에 부어오를 정도로 급성으로 발증하고, 90% 정도는 한쪽의 한 관절을 주로 침범하며(첫 번째 발가락 관절을 침범하는 경우가 90%), 비만형의 중년 남성에게 잘 발생한다. 실제로 여성에게서는 폐경 이후 통풍 발증률이 높아지는데, 이는 여성 호르몬인 에스트로겐이 신장에서 요산 분비를 촉진시키기 때문이다. 따라서 폐경 이전의 여성은 남성에 비해 통풍 발생률이 상대적으로 낮다.

또한 대부분 하나의 관절, 특히 발가락 관절을 자주 침범하지만 기타 팔꿈치, 무릎, 손가락 관절의 침범도 일어난다. 환자의 10%는 여러 관절을 동시에 침범하는 다관절염 형태를 보이기도 하는데, 이 경우는 만성화 형태로 진행되어 통증이 급성기처럼 심하지는 않으나 둔한 통증으로 남아서 걸으면 아픈 정도로 나타나는 경우도 있다.

통풍의 임상경과는 증상은 없으면서 혈중 요산 농도가 높은 1기, 급성관절염을 일으키는 2기, 만성화로 진행되는 3기로 나뉜다. 보통의 경우 혈중 요산 농도가 높게 유지된 후 통풍성 관절염이 나타나기까지는 최소한 20년 정도의 세월이 지나야 하는 것으로 알려져 있다.

미국 통계에 따르면 전 미국의 성인 남자 중 5~8%에서 혈중의 요산 농도가 높게 나타났다고 하며, 혈중 요산 농도에 비례해 급성 통풍관절염이 발생하고 또한 요산에 의한 신장 결석 발생도 높은 것으로 분석되었다. 우리나라는 아직도 미국과 식생활의 차이가 많아 발생빈도의 정확한 통계는 없지만 이보다는 낮을 것으로 추정된다.

그렇다면 혈중 요산 농도를 높이는 요소를 알아두는 것이 중요할 것이다. 혈중 요산 농도를 높이는 원인으로는 단백질이 많이 함유된 음식의 과도한 섭취, 포도주 등 과량의 음주, 몸에 염증반응이나 출혈 등이 있을 때, 수술 후나 방사선 치료를 받은 후 그리고 이뇨제나 소량의 아스피린과 같은 약물 복용을 들 수 있다.

통풍과 연관이 깊은 질환으로는 비만, 고지질혈증, 고혈압, 동맥경화증, 당뇨병 등이 있다. 이런 질환을 앓는 사람의 다수가 혈중 요산 농도가 높은 것으로 알려져 있다.

✚ 치료법

통풍에 대한 치료는 급성 통풍관절염의 치료, 고뇨산혈증의 치료로 나뉜다. 이런 목적으로 몇 가지 약물이 일반적으로 사용되며, 신경통증 클리닉에서는 관절 주위 신경치료나 통증부위 관절 주위에 대한 혈행 개선을 도모해 급성 관절염으로 인한 통증을 더욱 효과적으로 치료한다.

환자들은 급성 통풍관절염의 발생과 만성화로 넘어가는 것을 막기 위해 기존의 고혈압, 당뇨병, 비만, 고지질혈증 등을 적절히 조절하는 한편, 특히 육류와 같은 고단백질, 고지방성 음식물을 피하고 과음을 삼가는 것이 무엇보다 중요하다.

✳ 핵심 포인트

통풍

통풍은 혈액 중의 요산 농도가 높아지면서 하나 또는 그 이상의 관절에 급성 관절염이 생겨 심한 통증과 부종이 나타나는 질병이다. 요산 수치를 높이는 원인이 되는 고단백, 고지방성 음식물을 피하고 과음을 삼가는 것이 매우 중요하다.

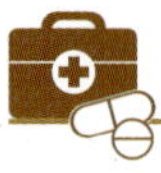

10 당뇨병성 말초신경염

말초신경조직 혈액순환 장애가 원인…… 온열·온욕요법 효과

65세 된 한 남자 환자는 20년 전에 당뇨병으로 진단받고 식이요법으로 치료를 받아왔다. 그러나 혈당 조절이 잘 되지 않고, 10년 전부터 양손과 양발에 저린 증상이 서서히 심해지면서 3년 전부터는 통증도 동반되었다.

저린 증상은 특히 말초 다리에 심하고, 통증은 팔에서 어깨 언저리를 중심으로 나타났다. 다리는 전체가 얼얼하게 불에 덴 듯한 통증부터 후끈후끈한 저린 통증까지 여러 가지 형태로 나타난다고 했다. 당뇨병이 심할 때는 입원해 인슐린으로 조절을 하곤 했다.

8년 전에는 뇌경색으로 인한 중풍으로 왼쪽 편마비가 와 입원했는데, 이때도 인슐린으로 조절했다. 왼쪽 편마비에 따른 지각장애와 당뇨병성 신경병증에 따른 지각장애가 중복되어 있었으나 마비 쪽의 통증은 지속됐다. 통증 조절 때문에 약물요법과 주사요법을 시행했으나 그다지 효과를 보지 못했다.

현재 신경치료요법으로 어느 정도 통증은 사라졌지만 저림증 등의 증상은 아직도 많이 남아 있는 상태다.

➕ 원인 및 증상

당뇨병 환자의 신경장애는 대칭성 신경장애와 단일신경장애로 대별할 수 있는데 이 환자의 경우는 전자다. 대칭성 당뇨병성 말초신경염은 운동신경, 지각신경, 자율신경 전부가 손상을 받지만, 지각신경에 가장 먼저 장애가 오는 경우가 많다. 사지 말초가 얼얼하다든지 후끈후끈거리는 듯한 이상감각과 통증, 장딴지 근육의 경련(쥐가 자주 남), 감각 저하 등의 증상을 보인다. 이상감각과 통증은 뒤섞여 나타나는데 타는 듯한 또는 칼로 찌르는 듯한 지속적인 통증을 호소하기도 한다.

당뇨병성 말초신경염이 발생하는 원인은 고혈당으로 인한 세포 내에서의 대사장애가 주를 이루지만, 말초신경조직 내에 있는 작은 혈관의 혈액순환장애 때문에 발생될 수도 있다.

후자의 단일신경장애형 당뇨병성 말초신경염은 발생빈도가 낮다. 대칭성 신경장애형의 경우는 대사장애가 주된 원인이지만, 단일신경장애형은 신경영양혈관의 폐쇄장애로 인해 말초신경에 혈액순환이 잘 되지 않는 것이 주된 원인이다. 단일신경장애형은 증상이 급성으로 나타나는 경우가 많고 가끔 강한 통증을 호소한다. 또한 사지 근위부가 침범되기 쉽고, 대퇴신경이 가장 잘 침범된다.

그밖에 늑간신경통이나 손가락이 저리고 따가운 수근관증후군이 발생될 수 있으며, 드물게 뇌신경을 침범하는 수도 있다. 운동신경 장애를 가져오는 경우는 드물지만 탈력, 근위축을 초래하는 경우는 더러 있다. 이런 증상 외에도 당뇨병에서는 갑자기 일어날 때 혈압이 떨어지면서 어지러움을 동반하거나 소화관 운동장애, 발기부전, 배뇨장애 등 여러 가지 자율신경 장애도 나타날 수 있다.

➕ 치료법

당뇨병성 말초신경염 환자의 통증에 대한 관리는 혈당 조절이 가장 기본이며 중요하다. 혈당 조절이 되는 환자는 적당한 운동으로 말초순환이 개선되어 증상이 좋아지게 된다. 온열·온욕요법은 국소의 통증, 근경련, 혈액순환장애를 완화시킨다.

신경통증 클리닉에서는 이런 환자에게 약물요법 및 신경치료를 통해 탈신경상태에 빠진 경우를 제외하고는 말초순환 개선 및 저림 통증에 좋은 효과를 보고 있다.

✳ 핵심 포인트

당뇨병성 말초신경염

통증에 대한 관리는 혈당 조절이 가장 기본이다. 신경통증클리닉에서는 약물요법 및 신경치료를 통해 말초순환을 개선시키고 저림과 통증에 좋은 효과를 보고 있다.

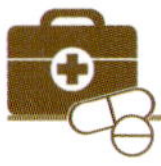

11 암성통증

신경차단요법으로 조기치료…… 삶의 질 개선해야

➕ 원인

21세기를 앞두고 의학은 날로 발전해가고 있다. 머지않아 유전자복제술을 이용한 인조인간이 만들어질 수도 있고, 우리 몸의 어느 장기가 질병에 의해 제대로 기능하지 못할 때는 자동차 부속품을 갈아 끼우듯이 새로운 인공장기로 대체시켜 생명을 연장하게 될 날이 올 수도 있다. 그러나 이런 기대에도 불구하고 암으로부터의 해방은 여전히 의학계의 숙제로 남아 있으며, 사람들로 하여금 죽음에 대한 공포를 갖게 한다.

신경통증 클리닉을 찾아오는 환자들 중에는 원인을 정확히 알지 못한 채 신체 어느 부위의 통증이 몇 년간 지속되는 경우 혹시 자신이 암에 걸리지 않았나 하고 불안해하게 되고, 이런 불안감이 지속되면 정신적인 스트레스로 병에 대한 중압감이 더 깊어지기도 한다.

그러나 통증이 1차적으로는 우리 몸의 어느 부분에 이상이 생겼다는 위험신호라는 것을 생각해볼 때, 암으로 인한 통증이 조기에 나타 난다면 어쩌면 암은 정복 가능한 질병이 될 수 있을지도 모른다. 그 러나 대부분의 경우 암성통증은 암의 초기에는 거의 나타나지 않으 므로 정상세포의 몇 배로 증식해가는 암세포의 존재를 일찍 알기란 쉽지 않다.

➕ 증상

통계에 따르면 진행 암, 말기암 환자의 약 70%에서 통증이 나타나 는데, 이들은 불치의 병이라는 암 선고와 함께 그로 인한 통증에 시 달리게 된다. 따라서 이런 암환자를 위한 대책으로 더없이 중요한 부 분이 바로 통증관리다.

암성통증 환자의 관리에서 다른 통증 환자들보다 더 중요한 부분은 이런 환자들을 총체적으로 파악하고 통증치료에 임해야 한다는 사실 이다. 사실상 의사들 중에도 암환자의 통증에 대해 심각하게 고민하 는 사람은 극히 드물다. 소염진통제나 마약성 진통제를 복용시키면 서도 환자와 가족들에게 어쩔 수 없으니까 견디라고 이야기하는 의 사가 대부분이다.

그러나 신경통증 클리닉에서 근무하는 의사라면 이들의 통증이 단 순한 통증 이상이라는 데 깊이 공감한다. 뿐만 아니라 죽음을 앞둔 사람이 인내해야 하는 불가항력적인 통증이 아니라 사는 그날까지 자신의 생을 정리하고 마무리할 수 있는 시간을 좀 더 편안히 가질 수 있도록 환자의 삶의 질을 높여줄 수 있는 방법을 강구한다.

168

암성통증은 초기에는 암병변을 원인으로 시작하나 암의 진행에 따라 전신 쇠약, 근연축 등과 관련된 통증이 나타난다. 또한 암 치료에 대한 통증-수술 후 반흔에 의한 만성통증이나 방사선 치료 후의 통증-등이 출현할 수 있다.

게다가 암환자는 대부분 고령이므로 암과 상관없는 퇴행성 척추증, 관절염으로 인한 통증이 동반되는 등 다양한 원인에서 신체적인 통증이 발생한다. 불안, 우울, 좌절 등의 심리상태 또한 통증을 악화시키는 고리와 맞물려 있다.

✚ 치료법

신경통증 클리닉에서는 통증이 국한부위에 나타날 때를 신경차단 치료의 적기로 보며, 상복부·하복부·흉부·얼굴 부위 등 부위별로 그 통증을 매개하는 신경을 찾아 신경차단을 시도한다. 이렇게 신경차단요법을 시행하면 환자에 따라 진통제가 필요없는 만족한 상태(약 25%)에서부터 통증은 줄었지만 보조 진통제가 필요한 상태까지 치료효과가 다양하게 나타난다.

조기에 신경차단요법을 받을수록 치료효과가 좋다. 또한 신경차단을 조기에 실시한 경우 통증을 없애기 위해 필요로 하는 약물의 양이 줄어들기 때문에 환자의 전신상태 개선과 복용약물에 따른 부작용 등을 줄일 수 있다.

결론적으로 암이 진행되면서 통증이 동반되면 곧바로 각종 진통제들을 남용할 것이 아니라, 우선 신경차단요법을 통해 통증으로부터 벗어날 수 있게 해주는 것이 중요하다. 더불어 암환자가 정신적 평정을 찾을 수 있게 해주는 것이 중요하며, 특히 가족들의 따뜻한 보살핌이 요구된다.

암성통증

암성통증은 암 병변에 의한 통증뿐 아니라 암 치료와 관계한(수술 및 방사선 치료 등) 통증, 동반된 퇴행성 질환이나 심리적 요인에 의한 통증의 악화 등이 복합적으로 맞물려 있고 통증의 정도 또한 매우 심하기 때문에 충분한 약물치료 및 신경치료, 심리적 지지요법 등이 필요하다.

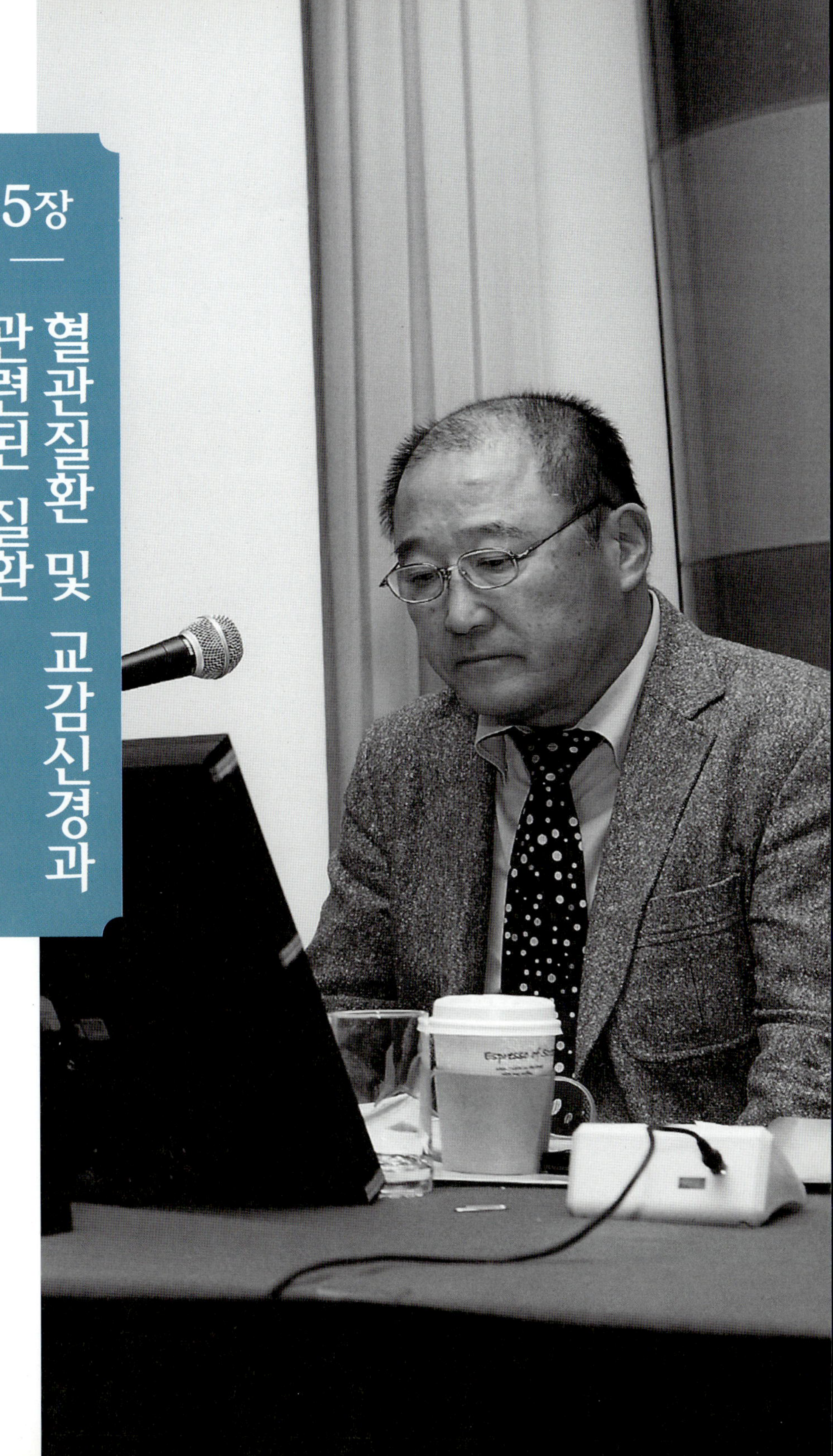

5장

혈관질환 및 교감신경과 관련된 질환

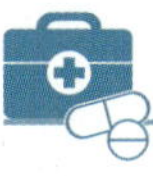

01 다한증

대인기피 등 일상불편 초래…… 교감신경 조절로 치료

질문 : 저는 18세 남자입니다. 어릴 때부터 손과 발 그리고 겨드랑이에 땀이 많은 편이라고 막연히 생각했는데, 초등학교에 입학하고 나서 다른 친구들과 비교해보고 제가 심하게 땀이 많이 난다는 사실을 확실히 알게 되었습니다.

평상시에는 땀이 전혀 나지 않는데 시험을 보거나 악수를 하거나 피아노를 칠 때와 같이 긴장을 하게 되는 경우에 특히 손과 발에 땀이 심하게 났습니다. 이런 증상은 중학교에 입학한 후 더욱 심해졌습니다.

그 후 저는 수치심 때문에 사람을 피하게 되었고, 남자친구는 물론이거니와 특히 여자친구는 사귈 엄두도 내지 못했습니다. 그래서 사회생활은 물론 학교생활에 점점 자신감을 잃게 되었고, 대인관계 기피증으로 인해 현재는 정신과 치료를 받고 있습니다.

그동안 여러 병원에서 갖가지 치료를 해보았고, 한약·침 등 모든 치료를

다 해보았지만 전혀 효과를 보지 못했습니다. 저는 지금 자살하고 싶은 심정입니다. 긴장하더라도 땀이 나지 않고 정상인으로 살아갈 수 있는 길은 없는지요?

➕ 원인

우리 신체는 수분을 섭취하면 여러 경로를 통해 수분이 신체 밖으로 다시 빠져나가게 된다. 수분의 일부는 호흡을 할 때 폐를 통해 수증기 형태로 배출되며 소변이나 대변으로 나오거나 땀샘을 통해 땀으로도 배출된다.

그런데 땀으로 배출되는 수분이 몸 전체에서 골고루 나오면 아무 문제가 되지 않지만, 어느 특정한 부위에서만 땀이 많이 나게 되면 일상생활에 많은 불편을 주기 때문에 문제가 된다.

다한증 환자들은 주로 손과 발에 땀이 많이 나는 경우가 대부분이다. 그러나 경우에 따라서는 얼굴, 겨드랑이, 항문 주위 등에 많은 양의 땀을 흘려 불편을 호소하는 경우도 많다.

다한증은 땀을 조절하는 교감신경의 과잉반응으로 발생한다. 대개는 선천적으로 유아기에 발병하지만, 이를 모르고 지내다가 유치원이나 초등학교 또는 중학교에 들어가 본인이 다한증 환자라는 사실을 알게 되는 경우도 있다. 유전은 안 되지만 20~30% 정도는 가족력을 갖기도 한다.

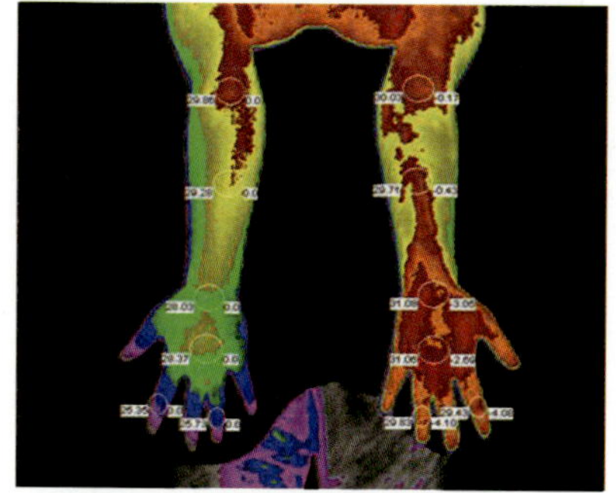

〈다한증 시술 전〉

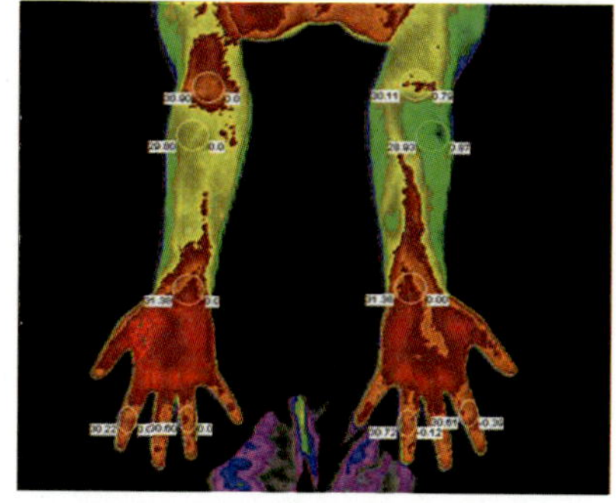

〈다한증 시술 후〉

증상

다한증의 특징은 심신이 안정될 경우에는 전혀 땀이 없다가, 긴장만 하면 이때부터 특히 손바닥과 발바닥에 심한 발한을 하게 된다. 따라서 시험을 볼 때, 피아노나 바이올린과 같은 악기를 연주할 때, 공을 다루는 운동을 할 때, 타인과 악수를 할 때, 이성교제를 할 때 등 긴장하는 환경에 접하면 손과 발에 심하게 땀이 난다. 따라서 일상생활의 불편은 물론이고 사람을 기피하게 되며 사회생활에 자신감을 잃게 된다. 심한 경우에는 우울증으로 빠지는 경우도 많다.

이 질환은 사춘기 전후의 민감한 연령층과 소심하거나 강박적인 성격의 사람들에게서 자주 발생한다. 따라서 정신적인 충격이 정신질환으로 발전되는 경우도 있기 때문에 조기치료를 해주는 것이 중요하다.

174

✚ 치료법

다한증의 치료는 부위에 따라 방법이 다르다. 손이나 얼굴 다한증의 경우는 여러 가지 방법이 시도되고 있으나 실제로 완치가 가능한 방법은 두 가지밖에 없다.

하나는 땀의 분비를 조절하는 교감신경을 수술로 절단하는 방법이고, 다른 하나는 신경통증 클리닉에서 시행하는 것으로 수술을 하지 않고 신경파괴제를 사용해 교감신경을 파괴시키는 방법이다. 이전에는 수술로만 치료가 가능했으나 근래에는 비수술적이며 간단한 방법인 교감신경파괴술로 완치가 가능하다. 이 두 가지 방법 외에는 절대로 완치가 불가능한 질환이다.

이 두 가지 방법에는 각각 장단점이 있다. 흉강경을 이용한 수술적인 방법은 재발률이 낮은 반면 보상성 발한(얼굴이나 손에는 땀이 나지 않지만 신체의 다른 부위에서 폭발적으로 발한이 되어 일상생활에 막대한 지장을 준다)의 빈도가 높다는 단점이 있다. 반면에 비수술적 방법인 교감신경파괴술은 재발률은 다소 높지만 보상성 발한의 빈도가 낮다는 장점이 있다.

발 다한증의 경우에는 신경파괴제를 사용해 교감신경을 파괴시키는 방법뿐이다. 겨드랑이 다한증의 경우에는 위의 두 가지 방법으로는 일시적인 효과밖에 볼 수 없고, 현재는 땀샘흡입술로 좋은 효과를 보고 있다.

증례에서 질문한 환자도 본원 신경통증 클리닉에 내원하여 수술을 하지 않고 C자형 영상장치를 이용해 바늘을 통해 신경파괴제를 주입

하는 교감신경파괴술을 받았다. 그 후 환자는 대인관계에도 자신감
이 생겼으며, 학교에서 과대표로 선출되었다는 자랑과 함께 감사하
다는 내용의 편지를 보내왔다.

다한증

다한증의 치료는 땀의 분비를 조절하는 교감신경을 수술로 절단하는 방법
과 신경파괴제를 사용해 교감신경을 파괴하는 방법이 있는데, 두 가지 방
법에는 각각 장단점이 있다.

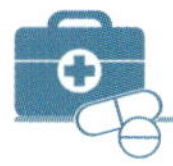

02 동상

상처부위 살균제 처치…… 감염예방 병행해야

질문 : 40대 후반의 남성입니다. 20여 년 전 전방 군부대에서 근무할 때 동상에 걸려 양손과 양발, 뺨 등 외부에 노출된 부위에 홍반, 종창, 발적 등이 나타나고 아프고 몹시 가려웠습니다.

그때 민간요법을 시행하고 별다른 치료 없이 지내왔는데 요즘도 추운 날에는 양손과 양발의 색깔이 창백해지고 차가우며, 심하면 푸르스름해지면서 아프기도 합니다. 손에 상처가 나면 좀처럼 낫지도 않습니다. 좋은 치료방법은 없는지요?

✚ 원인

일반적으로 동상은 영하 2~10℃ 이하의 추위에 몇 시간 이상 노출되어 조직이 냉동되고 혈액순환에 손상을 받는 상태를 말한다. 동상이 자주 발생하는 부위는 따로 없으나 손, 발, 귀, 코, 뺨 등 노출부위의 피부나 혈액순환이 원활치 못한 부위에 걸리기 쉽다. 부적절한 의복 착용, 바람·습도의 변화, 순환기 질환, 운동부족, 산소결핍증, 일반 건강상태가 결핍될 경우 한랭의 효과는 증대된다.

동상은 군대와 같은 특수한 사회생활을 하는 사람에게 많이 발생하며 그밖에 전기 배선공, 제트기 조종사, 주유소 공급원, 경찰, 어부, 노동자는 한랭과 습기에 노출될 기회가 많으므로 한랭 손상을 받기 쉽다.

✚ 증상

동상에 걸리면 초기에는 동통이 있다가 결국 무감각해진다. 조직이 동결되면 동상을 입은 부위는 창백해지고 움직여지지 않으며, 피부가 딱딱하게 만져지고 감각도 없어진다.

최근에는 혹한기에 대비한 장비의 개선과 동상에 대한 관심이 높아져 발생빈도가 감소하고 있으나, 아직도 고산지대의 등산가나 극지 탐험가들, 최전방의 군부대 병사들에게서 동상이 발생하는 경우가 종종 보고되고 있다. 또한 아직까지도 동상에 대한 사전 예비지식과 인식이 부족해 적절한 치료를 받지 못해서 결국에는 절단술에 이르는 불행한 사례도 있다.

동상은 손상의 정도에 따라 4등급으로 분류한다. 1도에서는 발적과 부종이 있으며 피부는 얼룩얼룩하게 푸르거나 자줏빛을 띠며, 2도에서는 발적과 부종과 더불어 수포가 형성된다. 3도에서는 2도에서와 마찬가지로 수포가 형성되지만 그 밑의 피부는 창백하고 벽돌

색의 반점이 생기며 피부감각이 없는 것이 다르다. 4도에서는 뼈까지 침범되고 조직이 손실된다.

➕ 치료법

치료로는 예방이 가장 중요하며, 급속 완온치료법으로 4~42℃의 더운물에 곧바로 병변부위가 홍조를 띨 때까지 담그는 것이 좋다. 병변부위는 살균제로 처치해야 하며 무엇보다도 감염에 대한 대책이 매우 중요하다. 손상된 부위를 심장보다 더 높게 두고 안정시키는 것이 바람직하다.

또한 약물투여도 병용한다. 술과 담배를 절대 삼가고, 가급적 빨리 관절운동을 시작해야 한다. 초기에 치료하여 모세혈관 박동, 박동성 통증, 운동기능 회복, 피부감각 조기 회복 등이 있거나 몇 시간 내에 분홍색 수포가 발생하면 경과는 매우 양호한 것으로 1~2주 후에 회복될 수 있다.

그러나 손상이 가중되거나 터진 수포, 보라색 또는 적청색의 수포, 수포보다 말초 쪽에 냉감각 또는 청색증 등이 생기거나 감각 및 운동기능이 회복되지 않으면 경과가 불량한 것이다. 최악의 경우 절단하는 수도 있다.

일시적인 방법으로 효과가 미약하거나 도움이 되지 않을 때 수술로 교감신경절제술을 실시하면 도움이 되며, 후유증의 증상 완화에도 도움이 된다.

최근 신경통증 클리닉에서는 비수술적인 방법으로 주사바늘을 교감신경절에 위치시켜 신경파괴제를 주입하는 교감신경차단술을 시행하는데, 비교적 간단하면서 안전하고 특별한 후유증도 없다. 지금까지 어떤 치료법보다 탁월한 효과를 나타내므로 최근 각광을 받고 있는 획기적인 치료법이다.

동상

동상의 치료로는 예방이 가장 중요하며, 최악의 경우 절단해야 하는 수도 있으므로 적극적인 치료가 필요하다. 신경통증 클리닉에서는 교감신경차단술을 통해 혈액순환을 개선시켜주어 좋은 효과를 보고 있다.

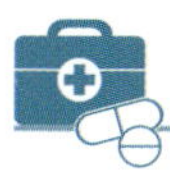

03 복합부위통증증후군 1형
(반사성 교감신경위축증)

수술 후 손상부위에 통증…… 초기 치료가 중요

증례

35세의 남자 환자로 등산 도중 발을 헛디뎌 굴러 넘어지면서 왼쪽 발목이 골절되어 수술을 받았다. 수술은 잘되었다고 하는데, 수술 며칠 후부터 왼쪽 다리가 화끈거리면서 가볍게 만지기만 해도 통증이 있었다.

2개월이 지나도 골절부위의 통증이 사라지지 않았고, 건드리지 않아도 발바닥에서부터 발등까지 통증이 계속되었다. 그래서 다른 병원에서 신경박리술을 받았으나 통증은 사라지지 않고 쑤시는 듯한 통증이 계속되었다. 왼쪽 발은 차가웠고 근육이 얇아졌으며, 피부는 습기가 많고 광택이 나면서 발목 관절이 굳어져갔다. 너무나 고통스러워 다리를 절단하고 싶었다.

✚ 원인

복합부위통증증후군은 여러 원인으로 인해 초래된다. 이 질환은 비정상적인 교감신경의 반응에 따라 지속적으로 불에 타는 듯한 통증이 있으면서 지각과민, 부종, 발한이상(땀이 많아지거나 적어짐) 등이 나타나고, 더욱 진행되면 근위축(근육이 가늘어짐), 피부나 손톱 등의 퇴행성 변화, 골다공증 등의 증상이 점진적으로 진행되는 질환을 통틀어 일컫는다.

복합부위통증증후군의 원인으로는 사고로 인한 손상이 가장 많다. 손이나 발이 삐거나 캐스트를 하고 난 후, 사지를 절단하고 난 후, 수술이나 관절경을 받은 후, 동상이나 화상 또는 주사를 맞고 난 후, 가벼운 외상을 입은 후, 뇌졸중이나 심근경색 후에 종종 발생한다.

➕ 증상

복합부위통증증후군은 말초신경 손상 후 약 2~5% 발생하며, 통증의 출현은 외상 직후 또는 몇 개월 후 나타나는데 대부분 상처가 치유될 때쯤 시작된다. 대개 쑤시는 것 같은 둔한 통증과 박동성 통증이 지속적으로 나타나며 자연치유되는 경우는 드물다.

통증은 손상부위에 머무르지 않고 광범위하게 퍼져 위치가 불명확해진다. 경우에 따라서는 반대쪽까지 확산되기도 한다. 둔통부위를 누르면 아픈 부위가 있을 수 있고, 소리나 빛 같은 자극뿐만 아니라 정신적 동요에 의해서도 통증이 유발된다. 속옷의 천이 가볍게 닿거나 바람에 스치는 것만으로도 심한 통증이 유발되므로 환자는 타월로 장애부위를 가리고 같은 자세로 꼼짝 않기도 한다. 통증이 너무나 심한 나머지 심신이 모두 쇠약해져 우울증 등의 성격 변화를 초래하는 환자도 있다.

이상의 특징적인 통증이 더해져 혈관운동 장애로서 피부의 창백, 청색증, 피부온도 저하, 발한이상 등을 초래하며, 피부가 니스를 칠한 것처럼 윤기 있고 광택이 나는 경우도 있다. 또한 관절에 운동 제한이 있으면서 굳어지고 털이 빠지거나 많이 나며 퇴행성 변화, 근위축, 골다공증 등도 동반된다.

이들 증상은 적절히 치료가 되지 않을 경우 대체로 다음과 같은 4단계를 거치면서 점점 악화된다.

＊ 제1단계 : 통증은 보통 상해부위에 국한되어 있으며, 그 부위를 만지면 감각과 통각이 예민해지고 국소적으로 부풀며, 피부는 훈훈하고 빨갛게 된다.

＊ 제2단계 : 통증 위치가 불분명해지고 피부는 점차 차가워져 발한이상을 보인다. 이 시기는 치료에 잘 반응해 치유되는 경우도 있다. 하지만 적절한 치료를 받지 않으면 진행성으로 악화된다.

＊ 제3단계 : 3~6개월 사이에 쑤시는 듯한 둔통 또는 타는 듯한 통증으로 변화된다. 광범위하게 붓고 근연축을 보인다. 손톱과 발톱이 물러진다.

＊ 제4단계 : 현저한 영양장애를 동반하고 때로는 영구적 장애로 남는다. 피부는 가죽을 짓이긴 모양으로 변하고 지방이 감소해 사지 말초가 가늘어지며, 근육의 현저한 위축과 함께 골다공증이 일어난다. 말초신경뿐만 아니라 중추신경까지 포함한 통증의 복잡한 악순환으로 말초신경 치료만으로는 통증을 가라앉히기가 어려워진다.

✚ 치료법

이 질환은 말기로 가면 완치가 불가능하기 때문에 초기에 치료를 받는 것이 무엇보다도 중요하다. 지금까지는 진통제, 교감신경억제제, 혈관확장제 등의 약물 복용이나 주사요법으로 이 질환을 치료해 왔으나 그다지 만족스런 효과를 거두지 못했다. 그러나 최근에는 신경통증 클리닉에서 교감신경파괴술과 지속적 교감신경차단술 등을 시행해 탁월한 효과를 보고 있다.

✱ 핵심 포인트

복합부위통증증후군 1형

가벼운 외상 후, 관절경 등의 수술을 받은 후, 발이 삐거나 캐스트를 하고 난 후 등 사고 후에 자연적으로 상처가 치유될 시간이 충분히 지났음에도 심한 통증과 함께 지각과민, 부종, 땀이 많이 나거나 근위축, 피부나 손발톱의 변화 등이 나타나는 경우에는 복합부위통증증후군 1형을 의심할 수 있다.

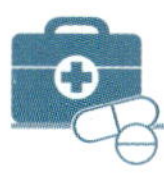

04 복합부위통증증후군 2형
(작열통)

총상·칼 등 신경손상으로 발생…… 서둘러 치료해야

➕ 원인 및 증상

만성통증이란 보통 3개월 이상 지속되는 통증을 말한다. 그러나 3개월이라는 기간이 중요한 것이 아니라 어떤 경우에는 한 달이 지난 통증도 결국은 만성화 과정을 밟을 수 있다.

급성통증은 상처나 질병의 2차적 결과로 나타나며, 유해한 자극이 피부, 근육 심부 체성조직, 내장 등에 가해졌을 때 느끼는 감각적·정서적인 불유쾌한 경험을 말한다. 자율신경계 반응이나 정신적·행동적인 반응을 유발한다. 이런 급성통증의 기전은 잘 알려져 있으며 진단도 어렵지 않아 적절한 치료가 시행되면 통증과 그에 수반된 증상은 며칠 또는 몇 주 내에 사라진다. 그러나 적절한 치료를 받지 못하면 통증이 지속되고 병태생리학적으로 악순환이 계속된다.

즉, 만성통증은 질병이나 상처가 자연스러운 경과보다 오래 지속되는 통증으로, 이미 생물학적 중요성을 상실하고 인체의 보호적 기능으로 작용하지 못한다. 또한 만성통증은 파괴적이어서 정신적·신체적 장애를 가져오게 되는데, 이러한 만성통증에 속하는 질환은 여러 가지가 있으며 어떤 경우든 통증관리에는 어려움이 따른다.

1986년 국제통증연구회의 정의에 따르면 작열통이란 하나의 신경이나 그 신경의 주 분지에 부분적인 손상을 입은 후 나타나는 통증으로 주로 손과 발에 나타나는 타는 듯한 통증, 이질통(통증을 느끼지 않을 자극에 대해 통증을 느끼는 것), 과반응병증이 있는 것을 말한다.

이와 비슷한 용어로 반사성 교감신경위축증이란 신경손상이 명백히 없는 조직장애 후에도 작열통과 같은 증상을 나타내는 것이다. 1993년 미국 플로리다 올란도에서 개최된 국제회의에서는 반사성 교감신경위축증과 작열통이 각각 복합부위통증증후군 1형과 2형으로 다시 정의되었다. 그러나 아직도 이전의 용어들도 여전히 사용되고 있다.

작열통은 총상, 탄환의 충격과 칼 등에 의한 완전 또는 불완전한 부분 신경손상을 입었을 때 발생한다. 손으로 가는 정중신경과 좌골신경에서 발생빈도가 가장 높고, 팔로 가는 상박신경통, 요골신경, 척골신경 등에서도 상당수가 발생하는 등 주로 팔과 다리에 발생한다.

신경손상에서 증상 발현까지의 기간은 손상 직후부터 시작해서 며칠 이내로 나타나기 시작한다. 이러한 작열통의 특징적인 소견은 손상부위의 타는 듯한 통증인데, 환자들은 찌른다, 아린다, 뜨겁다, 따끔거린다 등의 단어로 표현한다.

통증은 가벼운 자극, 시각이나 냄새의 자극, 정서적 긴장, 정신적 스트레스 등으로 증가하는 경우가 많다. 보통은 통증이 일어나지 않을 정도의 경미한 자극에도 통증이 생기고(이질통), 지속적으로 자극을 가하면 통증이 증가하고, 자극을 중단해도 통증이 계속되며, 통각과민과 지각과민을 보인다. 더불어 혈관운동의 이상이 초래되어 손상부위는 시간이 지나면서 차가워지고 청색증을 보이며 땀 분비의 이상을 나타낸다.

➕ 치료법

작열통은 시간이 지날수록 중추부에서 통증의 악순환이 형성되어 난치성 통증이 된다. 따라서 초기에 신경차단 등 여러 가지 치료방법으로 적극적인 치료를 해야만 한다.

신경통증 클리닉에서는 우선 신경차단법으로 해당부위의 교감신경 차단을 시행하는데, 이는 말초혈관을 확장시켜 혈액순환을 원활히 해주고 통증 발생의 고리를 끊어주는 역할을 한다. 그밖에 체성신경 치료와 약물들을 병용해 치료하고 있다.

✳ 핵심 포인트

복합부위통증증후군 2형
완전한 혹은 불완전한 신경손상 이후 작열통(타는 듯하거나 찌르는 듯하거나 뜨겁거나 따끔거림) 양상의 통증과 함께 통각과민, 지각과민, 혈관운동 이상, 땀분비 이상, 근위축 등이 나타나며, 보통 만성적인 통증의 악순환이 나타나기 때문에 조기에 적극적인 치료를 해야 한다.

복합부위통증증후군 / 신경병증 환자 체크 사항

1. 이전 침해성 요인, 사고 원인   □ N   □ Y

2. 최초 손상 시기 (년   월 :   )

3. 증상 발현 시기 (년   월 :   )

4. 통증 양상

Continuos Pain	□ N	□ Y (VAS /10) (Nature)
Paroxysmal	□ N	□ Y (VAS /10)
Nature		
Frequency		
Duration		

5. 감각이상

	N	Y
이질통		
통각과민		
자발통		
다른 부위로의 확산		

6. 관련인자

	N	Y	
흡연			PACK YRS
음주			회/주 /병
결혼			
직업 ( )		학력 ( )	

7. ECT

	N	Y
피부색깔 변화		
부종		
땀분비 변화		
운동범위 장애		
털, 모발 변화		
손톱, 발톱 변화		
피부 변화		

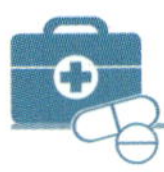

05 환지통

절단 후 없어진 부위에 심한 통증…… 교감신경파괴술이 효과적

➕ 원인 및 증상

인간의 성격도 각양각색이듯이 질병의 종류도 다양하다. 사지절단 후 통증에는 절단부의 신경종에 의해 발생하는 단단통과 환지통이 있다. 절단된 부위에 통증이 있는 것을 단단통이라 하고, 사지가 절단된 후에도 없어진 부위가 존재하는 것처럼 느끼는 상태를 환상지라 하며, 없어진 부위에 통증이 동반된 경우를 환지통이라 한다.

환상지는 대뇌 발달이 완성되지 않은 소아의 절단 예에서는 발생하지 않는 것으로 알려져 있다. 환상지의 출현 연령은 8세 때부터이고, 환지통의 출현 연령은 15세 때부터이며 팔 쪽이 다리 쪽보다 빨리 출현한다. 환상지는 시간 흐름에 따라 증상이 경미해지거나 소실되므로 별 지장이 없으나, 환지통은 환자에게 매우 심한 고통을 주므로 문제가 된다. 발병시기는 불분명하지만 대개 절단술 직후에 나타나고 몇 년 후 발생하는 경우도 있다.

통증의 특징도 다양해 간헐적이거나 지속적으로 나타나며 자발적으로 생기기도 한다. 날씨 변화나 피로가 쌓이면 유발되기도 하며, 하품·배변·배뇨·걱정·불면 등에 의해서도 유발된다. 통증의 강도도 당기는 듯한 약한 통증부터 예리하고 난자질하는 듯하거나 불에 데인 듯이 후끈후끈거리는 심한 통증까지 다양하게 표현된다. 이러한 환감각은 사지뿐 아니라 유방, 코, 항문, 음경 등에도 나타날 수 있다.

➕ 치료법

어떤 젊은 부인이 울면서 병원을 찾아왔다. 남편이 교통사고로 왼쪽 다리를 무릎 윗부분에서 절단하는 수술을 받았는데, 수술을 받고 난 후 남편이 엄지발가락과 두 번째 발가락 사이가 가려워 못 견디겠다고 긁어달라고 했다고 한다. 그래서 부인은 당연히 절단하지 않은 오른쪽 발가락을 긁어주었는데 남편은 없어져버린 왼쪽 발가락을 긁어달라고 했다. 그 후 시간이 흘렀는데도 남편은 여전히 그 부위가 너무도 아파 잠을 못 이루거나 자꾸 없어진 그 부위를 주물러달라고 한다는 것이었다. 부인은 남편이 정신이상이 된 게 아닌가 생각했다. 결국 남편은 교감신경파괴술을 시술받고 나서야 이런 고통으로부터 해방되어 제대로 잠을 이룰 수 있었다.

전에는 이런 환자에게 교감신경절단수술을 시행해왔지만 수술의 범위도 넓고 여러 가지 부작용으로 인해 요즘은 잘 시행하지 않는 실정이다. 신경통증 클리닉에서는 이런 환자들에게 수술을 하지 않고 바늘을 이용해 X-레이를 보면서 교감신경을 찾아 그곳에 신경파괴제를 주입하는 교감신경파괴술로 치료하고 있으며, 상당히 좋은 효과를 보고 있다.

이 같은 교감신경파괴술은 환지통뿐 아니라 절단된 부위에 통증이 동반되는 단단통, 말초혈액순환 장애로 인해 손이나 발이 썩는 버거씨병이나 레이노드병, 동상, 긴장을 하면 손과 발에 땀이 많이 나는 다한증, 한쪽 또는 양쪽 손이나 발이 차고 시리고 저리면서 통증이 동반되는 복합부위통증증후군, 각종 암으로 인한 통증 등에도 적용되고 있다.

✱ 핵심 포인트

환지통

사지가 절단된 후에도 없어진 부위가 존재하는 것처럼 느끼는 환상지는 시간의 흐름에 따라 증상이 경미해지거나 없어지므로 별 지장이 없다. 하지만 없어진 부위에 통증이 나타나는 환지통의 경우 통증의 양상도 다양하고 불에 데이고 난자질 당하는 듯한 심한 통증까지 나타나 삶의 질을 크게 떨어뜨릴 수 있어 충분한 약물요법 및 신경치료가 필요하다.

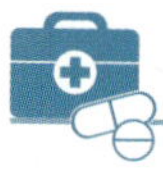

06 단단통(사지의 절단부위 통증)

절단부위 통증…… 교감신경파괴술 · 체성신경치료 복합 치료

69세 된 남자 환자가 6·25 때 총상을 입어 무릎 위쪽으로 왼쪽 다리 절단술을 받았다. 그동안에는 별다른 통증 없이 지내다가 20년 전부터 절단된 부위에 통증이 발생했다. 처음에는 둔한 통증이었으나 날이 갈수록 점점 타는 듯한 통증으로 변했고, 어떠한 진통제를 복용해도 소용이 없어 괴로운 나날을 보내고 있었다. 물론 이 통증으로 의족도 사용할 수 없게 되었다.

그러던 중 약 한 달 전부터 칼로 찌르는 듯한 날카로운 통증이 좌측 절단 부위에 발생해 잠을 이룰 수도 없었다. 여러 병원을 다니면서 치료를 받아 보았으나 전혀 차도가 없었다.

원인 및 증상

교통사고와 같은 외상이나 종양, 버거씨병과 같은 말초순환장애 등으로 사지절단을 받은 후 대부분의 환자는 절단되어 없어진 부위

192

가 여전히 남아 있는 것으로 착각하는 환각을 느낀다. 이는 사지에 나타날 때가 많으므로 환상지라고 불린다. 환감각은 사지뿐 아니라 유방, 코, 항문, 음경 등에도 나타날 수 있다.

환감각이 통증을 동반할 경우 환각통 또는 환지통이라고 부른다. 사지절단 후의 통증에는 절단부위의 신경종으로 인해 발생하는 단단통과 대뇌피질에서의 기억으로 인한 환지통이 있는데, 여기에서는 단단통에 대해 살펴보자.

단단통이란 말 그대로 사지의 잘려진 부위에 통증이 있는 것이다. 예전에는 단단통의 원인이 신경종 때문이라고 생각했었다. 그래서 단단통이 지속되는 환자에게 신경종제거술을 시행했다. 그러나 신경종제거수술을 한 후에도 단단통이 지속되는 환자가 대다수였다.

모든 만성통증이 다 그렇듯이 단단통도 여러 가지 원인이 복합되어 발생한다. 다시 말해 교감신경성, 체성신경성, 중심성 통증이 복합적으로 이루어져 단단통이 발생하는 것이다. 증례에서 살펴본 환자의 경우에도 교감신경파괴술 1회, 체성신경치료 5회를 받은 후 통증이 사라져 의족을 다시 착용할 수 있었다.

➕ 치료법

신경통증 클리닉에서는 이런 환자들에게 수술을 하지 않고 바늘을 이용해 방사선을 투시하여 교감신경을 찾아 그곳에 신경파괴제를 주입하는 교감신경파괴술을 시행하고 있다. 체성신경은 파괴시키면 안 되기 때문에 신경치료제를 이용해 치료하고 있다.

이와 같은 교감신경파괴술은 단단통뿐 아니라 환지통, 말초혈액순환장애로 인해 손이나 발이 썩어가는 버거씨병이나 레이노드(Raynaud)병, 동상, 긴장을 하면 손과 발에 땀이 많이 나는 다한증, 손발이 차고 시리고 저리면서 통증이 동반되는 복합부위통증증후군, 그밖에 각종 암성통증 등에도 좋은 효과를 보이고 있다.

대부분의 만성통증은 다양한 원인이 합쳐져 발생하기 때문에 그 원인에 따른 여러 가지 복합적 신경치료를 받아야만 만성통증의 굴레에서 벗어나 편안한 삶을 영위할 수 있다.

단단통

단단통이란 사지의 잘려진 부위에 통증이 있는 것으로, 절단부위의 신경종으로 인해 발생할 뿐 아니라 교감신경성, 체성신경성, 중심성 통증이 복합적으로 이루어져 통증이 발생한다. 여러 가지 복합적인 신경치료를 받아야 증상의 호전을 가져올 수 있다.

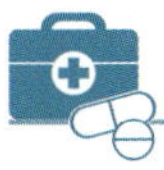

07 버거씨병

20~40대 남자 말초순환장애······ 심한 경우 절단도

➕ 원인 및 증상

고령화와 함께 폐쇄성 동맥질환으로 인한 사지, 특히 다리의 말초 혈행장애를 초래하는 증상이 늘고 있다. 이 중 버거씨병은 일명 폐쇄성 혈전혈관염이라고도 하는데 1908년 버거(L. Buerger)에 의해 명명되었다. 한국에서는 확실한 통계가 없지만 구미 백인들보다 빈도가 높아 전체 말초동맥질환의 약 15% 정도를 차지할 것으로 추측된다.

이 질환은 20~40대 남자에게 많이 발생하며, 남녀비는 9대 1정도로 젊은 남자에게 흔하다. 원인은 잘 알려져 있지 않으나 흡연과 매우 밀접한 관계를 갖고 있다. 팔과 다리의 말단 부위에 작거나 중간 크기의 동맥과 정맥을 침범하며, 대부분 사지 말단부의 동맥순환 정체가 말초순환장애를 일으킴으로써 미세 혈관계의 조직을 붕괴시켜 혈액순환장애로 인한 괴사(썩어 들어감)를 야기한다.

이 허혈성 괴사시에는 동맥혈류압 감소와 모세혈관 혈류의 정체로

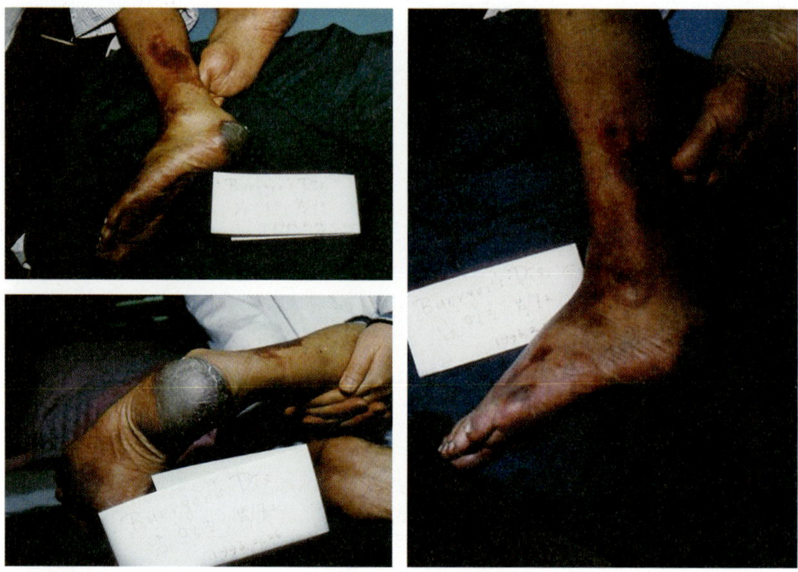

❖ 1996년 당시 72세 남자의 왼쪽 발 뒤꿈치에 버거씨병 발병.

인해 백혈구와 혈소판이 활성화되고, 혈관 내피에 손상을 입혀 결국 국소적인 저산소증과 대사 변화를 초래한다. 임상 증상으로는 주로 말초부위의 혈관을 침범하여 가까운 거리를 걸은 후에도 통증으로 더 이상 걷기가 어려우며, 가만히 앉아 있을 때도 통증이 나타난다.

질병이 진행되면 발작적인 통증, 사지의 이상감각이 나타난다. 또한 손가락이나 발가락에 혈액순환장애가 심할 경우 이 부위에 상처가 생겨도 잘 아물지 않으며, 궤양과 괴사가 점점 심해져서 손가락 끝이나 발가락 끝 부위부터 점점 위쪽으로 썩어들어가 심한 경우에는 썩은 부위를 절단하기도 한다.

이학적 검사상 팔과 다리의 상단부위 맥박은 정상적으로 잘 느껴지지만 말단부위의 맥박은 감소하거나 소실된다. 혈관조영술로 폐쇄부위를 확인할 수 있으며 확진은 조직검사로 가능하다. 대부분의 버거씨병은 평생 나쁜 쪽으로 진행되는 질병이므로 조기에 치료하여 질병의 진행을 지연시키거나 예방하는 것이 중요하다. 그러나 너무 늦어 사지의 말단부위에 이미 괴사가 온 경우에는 절단할 수밖에 없다.

➕ 치료법

담배를 끊는 것이 병의 진행을 예방하는 가장 중요한 치료다. 내과적 약물치료로는 항응고제, 혈관확장제, 부신피질호르몬, 면역 억제제 등을 사용할 수 있으며, 외과적 치료로는 교감신경절제술과 동맥내막 박리술, 혈관 우회술이 이용되고 있다.

신경통증 클리닉에서는 이런 환자들에게 수술을 하지 않고 바늘을 이용해 X - 레이를 보면서 교감신경을 찾아 교감신경절차단술(다리 : 요부교감신경절, 팔 : 흉부교감신경절)을 시행한다. 이는 말초혈관의 연축을 제거하고 측부 혈행로의 형성과 확장을 촉진시켜 탁월한 진통효과를 얻을 수 있어 그 중요성이 강조되고 있다.

> **✱ 핵심 포인트**
>
> **버거씨병**
> 다리의 말초순환장애로 인해 통증과 이상감각이 나타나는 경우로, 담배를 끊는 것이 병의 진행을 예방하는 가장 중요한 치료다.

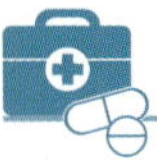

08 레이노드병

손 · 발가락에 궤양…… 바늘로 신경파괴제 주입

➕ 원인

레이노드병은 큰 혈관의 폐쇄 없이 혈관의 경련으로 사지의 손가락, 발가락에 순환장애를 일으켜 피부색이 변하거나 궤양을 일으키는 질환이다.

이 질환은 추위나 정서적 자극으로 인해 혈관이 일시적으로 수축을 일으켜 발생하며, 다른 선행 원인(류마토이드 관절염, 버거씨병, 중금속 중독 등)과 동반되어 있는 경우 레이노드 현상(Raynaud phenomenon)이라고 한다.

환자의 60~90%가 여성이며 20~40세에 발병한다. 원인은 정확히 밝혀지지 않았으나, 가장 중요한 유발 요인으로 추위에 노출되는 경우를 들 수 있다. 처음 발현될 때는 한두 개의 손가락 끝만을 침범하지만, 다음에 발작을 일으킬 때는 손끝만이 아니라 전체 10개 손가락을 침범할 수도 있다.

이 질환은 다음과 같은 증상을 보이는데, 추위에 노출될 경우 피부색이 창백해진 다음 청색증이 오고 다시 따뜻해지면 빨개지는 3단계 변화(3상색조변화)를 보인다. 그러나 일부 환자들은 얼굴이 창백해지거나 청색증만을 보이기도 하고, 또 다른 환자는 청색증만을 경험하기도 한다.

경증 또는 중증환자의 경우 처음에는 추위에 노출될 때 혈관수축이 오지만, 나중에는 혈관벽이 두터워지고 혈전이 생겨 혈류가 감소된다. 피부색은 모세혈관의 긴장도 및 혈류와 관계가 있고, 온도는 가는 동맥의 상태와 관계가 있으며, 창백해지는 것은 가는 동맥의 수축에 따른 것이다.

모세혈관에 혈액이 유입되지 않으면 저산소증이 초래되고 모세혈관의 긴장도가 소실되어 모세혈관이 확장된다. 모세혈관에 산소가 부족해진 혈액의 저류로 손가락이 차갑고 창백해지며 저산소증은 가는 동맥을 확장시킨다.

피부색은 처음에는 검붉게 변했다가 나중엔 충혈되어 붉어지고 약간 붓게 된다. 따라서 초기에는 손끝, 손가락, 손등으로 퍼지고, 이상감각, 저린 증상, 타는 듯한 통증 등이 나타나며, 발작 중에는 지각이 감소되고 손가락이 붓는다.

심한 기능장애를 앓는 경우에는 약간의 자극으로도 증상이 나타난다. 그 결과 여름이 되어도 상태가 좋아지지 않고 손끝에 궤양이 생겨 심한 통증이 동반된다. 신체검사상 손가락과 발가락은 발작시에 차가울 수 있고, 과다한 발한이 있을 수 있으나 보통은 정상이다.

✚ 치료법

환자의 15%는 저절로 호전되지만 30%는 질병이 계속 진행된다. 경증인 경우 질병의 경과를 이해시켜 추위에 대한 노출을 피하고 부드러운 안감이 있는 장갑을 사용하게 하며, 흡연자는 금연을 하는 등 일반적 조치로 치료가 가능하다.

병이 진행된 경우에는 혈관확장제(PGE1 : Guanethidine, Methyldopa, Reserpine) 등의 약물치료를 하지만 만족할 만한 효과를 기대하기 어렵다. 그래서 수술방법으로 교감신경절제술을 시행했으나, 이 방법은 전신마취를 해야 하고 수술의 범위가 넓어 여러 가지 합병증을 야기할 수 있는 위험이 높기 때문에 최근에는 거의 시행하지 않고 있는 실정이다.

최근 신경통증 클리닉에서는 이런 환자들에게 수술을 시행하지 않고 바늘을 이용해 X-레이를 보면서 교감신경을 찾고, 주사기를 이용해 신경파괴제를 주입하는 교감신경절 차단술(팔 : 흉부교감신경절, 다리 : 요부교감신경절)을 시행함으로써 탁월한 치료효과를 보고 있는 실정이다.

이 방법은 시술이 간단하며 신속한 말초혈관의 확장과 우수한 제통효과를 얻을 수 있다. 또한 혈관확장제 등의 약물치료와 병행함으로써 더욱 좋은 효과를 얻고 있다.

이런 교감신경파괴술은 레이노드병뿐만 아니라 손과 발에 땀이 많이 나는 다한증, 사지의 냉증, 동상, 버거씨병 등에도 우수한 치료효과를 보여 광범위하게 사용되고 있다.

레이노드병
이 질환은 추위에 노출될 경우 손끝이나 발끝이 창백해진 다음 청색증이 오고, 그 후 따뜻해지면서 빨개지는 3단계 변화와 함께 손발 끝이 저린 듯 타는 듯 아프면서 약간 붓게 된다.

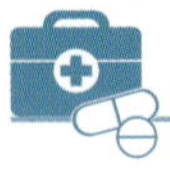

09 자율신경실조증

스트레스 상황·갱년기에 주로 나타나…… 성상신경절 치료로
회복 가능

➕ 원인

　모든 질병은 크게 두 종류의 진행과정을 거치게 된다. 첫째는 시간
이 경과하면서 점점 나쁜 쪽으로 진행되는 질병, 두 번째는 시간이
경과하면서 저절로 좋은 쪽으로 진행되는 질병이다.

　안면 부위에 격심한 통증을 동반하는 삼차신경통이나 눈과 입 주위
에 심한 경련을 일으키는 안면경련, 손발에 땀이 많이 나서 일상생활
이 어려운 다한증과 같은 질환은 시간이 흐름에 따라 점점 심해지거
나 그 상태를 유지한다. 그러나 대부분의 질환은 시간흐름에 따라 서
서히 자연치유되는 경우가 일반적이다.

　인체에는 자율신경계가 존재하는데, 이 중 하나인 교감신경은 항
상성 유지라는 중요한 기능을 담당하고 있다. 항상성 유지 기능이란
질병이 생겼을 때 우리의 신체가 저절로 질병으로부터 벗어나려고
하는 자연치유력을 일컫는다. 다른 말로 하면 일종의 자생력이라고

할 수 있다.

감기는 바이러스에 의해 감염된다. 감기에 걸렸을 때는 치료를 하지 않더라도 안정과 휴식만으로도 저절로 낫는 경우가 대부분이다. 만일 치료를 한다고 해도 바이러스를 죽이는 치료를 하는 것이 아니라 열을 떨어뜨리고 기침이 안 나오게 하는 따위의 증상치료를 통해 합병증이 발생하지 않도록 해주면 저절로 낫게 된다.

이렇게 저절로 치유되는 대표적인 질환으로는 발목이나 허리가 삔 경우, 불안전 안면마비(와사), 목·허리 디스크의 초기 단계, 단순 오십견, 가벼운 중풍 등 수많은 질병이 있다.

자율신경실조증이란 교감신경의 균형이 깨져 항상성 유지 기능이 떨어짐으로써 여러 가지 질병이 발생하는 경우를 말한다. 스트레스에 장기간 노출되는 상황에 처하거나 갱년기가 되면 자율신경의 기능 저하로 인해 발생하기 쉽다.

➕ 증상

자율신경실조증은 다음과 같은 증상을 보인다.

- 많은 사람들 앞에 서면 얼굴이 화끈 달아오르면서 가슴이 답답하고 두근거린다.
- 몸이 나른하고 쉽게 피로가 온다.
- 땀이 많이 난다.
- 감기에 잘 걸리고 잘 낫지도 않는다.

- 차멀미나 냉한 체질

- 더위나 추위를 잘 탄다.

- 우울하고 아침에 일어나기 싫다.

- 잠들기 힘들고 꿈을 자주 꾸고 깊은 잠을 못 이룬다.

- 머리가 무겁고 두통이 자주 발생한다.

- 어지럽고, 일어날 때 갑자기 현기증이 온다.

- 눈이 피곤하고 흐릿해지면서 시력이 저하된다.

- 구내염, 편도선염이 반복된다.

- 재채기, 콧물, 코막힘

- 목덜미, 어깨, 등줄기가 결린다.

- 손과 발이 저리다.

- 식욕이 없고 구역질과 트림이 잘 나고 배에 가스가 차면서 거북
  스럽다.

- 요통이 자주 발생하고 발이나 무릎이 아프거나 시리다.

- 피부가 가렵고 두드러기나 습진이 잘 생긴다.

- 만성변비나 설사를 자주 한다.

- 소변이나 대변이 자주 보고 싶다.

- 생리불순과 생리통으로 고생한다.

- 성욕이 감퇴한다.

➕ 치료법

자율신경실조증 환자들에게는 교감신경의 균형을 잡아주는 성상신

경절 치료를 통해 교감신경의 항상성 유지 기능(자생력)을 다시 회복

시킴으로써 이런 모든 증상을 치유할 수 있다.

자율신경실조증

스트레스를 오랜 기간 많이 받는 상황에 처하거나 갱년기가 되면 우리 몸
의 항상성을 유지하는 데 중요한 역할을 하는 자율신경계의 균형이 깨지면
서 여러 가지 질병이 발생하는 경우를 말한다.

* 해당하는 사항에 V로 표시하여 주시기 바랍니다.   총점 :   / 90

내　용	표시	내　용	표시
몸이 나른하다		목덜미가 결린다	
쉽게 피곤해진다		어깨가 결린다	
몸이 휘청휘청한다		등줄기가 결린다	
잠잘 때 식은 땀을 흘린다		손발이 저리다	
감기에 잘 걸린다		손이 떨린다	
감기가 잘 낫지 않는다		가슴이 답답하다	
차멀미를 잘한다		가슴이 두근두근거린다	
냉한 체질		숨이 찬다	
땀을 많이 흘린다		식욕이 없다	
더위나 추위를 잘 탄다		위장이 약하다	
냉방에 약하다		위 부위의 불쾌감	
안절부절못한다		명치가 쓰리고 아프다	
화를 잘 낸다		구역질이 난다	
신경질적이다		트림이 잘 난다	
사람 만나는 것이 귀찮다		배가 팽팽해진다	
우울하다		가스가 많이 나온다	
잠들기 힘들다		요통이 있다	
잠이 깊게 안 든다		발이 시리다	
아침 일찍 잠이 깬다		무릎이 아프다	
꿈꾸는 일이 많다		다리가 나른하다	
아침에 일어나기 싫다		다리가 저린다	
두통		다리가 붓는다	
머리가 무겁다		손발이 튼다	
몹시 흥분한다		동상에 걸린다	
생각이 정리되지 않는다		피부가 가렵다	
얼굴이 아프다		머리카락이 많이 빠진다	
어지럼증이 있다		두드러기가 잘 생긴다	
갑자기 일어날 때 현기증이 난다		습진이 잘 생긴다	
눈이 흐릿하다		피부가 꺼칠꺼칠하다	
눈이 피곤하다		손발톱이 갈라진다	
시력저하		무좀이 생긴다	
눈이 가렵다		만성변비	
귀에서 소리가 난다		설사를 자주한다	
귀가 잘 안 들린다		변비와 설사를 교대로 한다	
목이 아프다		자주 변을 보고 싶다	
목이 메인다		소변을 자주 본다	
목이 마르다		소변을 어쩌다 지린다	
구내염이 잘 생긴다		밤에 소변을 자주 본다	
편도선염이 반복된다		소변 본 뒤 시원하지 않다	
혀가 아프다		성욕감퇴	
발작적인 재채기		발기부전	
물 같은 콧물		생리불순	
코막힘		생리통으로 괴롭다	
코를 곤다		불임증으로 고민하고 있다	
이를 간다		치질로 고생한다	

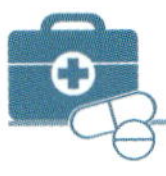

10 정신신체 장애

불안 · 우울 등 정신증상 동반…… 자율신경계 균형 중요

증례

51세 된 여자 환자로 뒷목에 묵지근한 통증과 함께 혀의 앞쪽이 아픈 통증으로 내원하였다.

경추 자기공명영상에서 정상소견을 보이며 이렇다 할 이상소견은 관찰되지 않았다. 환자는 신경차단에 반응을 잘 하였지만, 신경차단 후에는 다른 곳의 통증을 호소하며 여기저기 다른 검사를 원했다. 평소 우울하다고 했으며 건강에 대해 매우 걱정이 많아 보였다.

➕ 원인 및 증상

세계통증학회의 정의에 따르면 "통증이란 실질적 또는 잠재적 조직 손상이나 이런 손상과 관련되어 표현되는 감각적이고 정서적인 불유쾌한 경험이다"라고 되어 있다.

정신신체 장애라는 용어는 1818년 하인로스(Heinroth)에 의해 처음으로 명명된 이래 독일의 정신의학자 자코비(Jacobi)에 의해 보편화되었다. 정신신체 장애에는 긴장성 두통, 편두통, 협심증, 고혈압, 관상동맥질환, 기관지 천식, 위십이지장궤양, 궤양성 대장염, 과민성 대장증후군, 류머티즘성 관절염, 신경성 피부염, 암, 월경통 등 각종 신체증상과 신체질환을 망라하고 있다.

우리 몸의 어느 부위에서든 통증은 정서적인 면을 포함하고 있다. 따라서 문화적·사회적·경제적·지적·가정적 환경이 각기 다른 개개인은 같은 정도의 손상이라도 각자 다른 정도의 통증으로 받아들인다. 그야말로 통증이란 매우 주관적인 표현이며 심리적 요소가 중요한 부분을 차지한다.

또한 만성통증은 환자들을 정신적으로 쇠약하게 만들며, 불안과 우울 등의 정신증상을 동반하게 만든다. 일반내과와 외과 입원환자들의 대집단을 조사한 결과 20~25%에서 불안이 있고, 20~64%에서는 우울증을 보였다는 정신과적 통계도 있다. 신경통증 클리닉을 찾는 환자 중에도 최소 20%의 환자들은 정신적인 문제를 동반하는 것으로 보인다. 이렇듯 만성질환을 앓는 환자의 정신적인 고통도 상당하다.

신경통증 클리닉을 찾는 환자 중에는 자신이 느끼든 못 느끼든 간에 마음상태나 감정상태에 의해서 신체에 질병이 생긴-정신신체 장애(심신증) - 경우도 상당히 많은 수를 차지한다. 정신신체 장애의 원인은 한마디로 말해 부정적인 감정 반응이나 스트레스에서 온다고 볼 수 있다. 부정적인 감정은 슬픔, 우울, 불안, 공포, 분노, 미움,

자포자기, 공격파괴적 충동 등의 감정을 말한다.

쉽게 말해 '홧병'이란 것은 화나는 일을 쌓아두고 참다 보면 자기도 모르는 사이에 가슴이 답답하고 열이 오르며 목과 어깨가 뭉치는 것처럼 뻐근하고 손발이 저리는 등의 증상을 느끼는 것이다. 즉, 우리의 감정은 신체를 통해 표현되게 마련이다.

스트레스는 이 시대를 살아가는 우리에게는 불가분의 단어다. 아주 사소한 일 – 날씨가 덥다거나 추운 것, 시끄러운 것 – 에서부터 대학입시 실패, 부부싸움, 시집살이, 사업 실패, 승진 탈락, 빈곤 등이 모두 스트레스의 원인이 된다.

스트레스를 받으면 우리 몸과 마음은 긴장하게 되고, 이때 몸에서는 생리학적으로 스트레스 호르몬이 분비되면서 내분비계의 변화가 일어난다. 스트레스 호르몬의 분비는 전해질의 불균형과 영양대사, 면역반응에 영향을 미친다.

이런 스트레스 및 정신생리적 반응은 자율신경계 중 교감신경의 중계로 뇌의 시상하부 및 피질로 전달되면서 신체의 변화를 일으킨다. 이런 변화는 보통 전신적으로 나타나며 머리끝부터 발끝까지 어디 하나 안 아픈 데가 없을 정도다.

일반적으로 배에 가스가 차는 것 같고 변비나 설사 등이 있으며 속도 메스꺼운 것 같다. 때로는 숨이 차기도 하고 가슴이 답답하며 심장이 두근거리고 가슴 부위가 아픈 것 같기도 하다. 온몸에 힘이 빠진 느낌이고 쉽게 피로하며 귀도 멍멍한 것 같고, 심하면 손발이 떨리고 마비되는 듯한 때도 있다.

두통이나 요통, 관절통 등으로 여기저기가 쑤시고 결리고 아프다. 피부에는 냉감이 들기도 하고 가끔은 화끈거리며 달아오르는 것 같기도 하다. 이렇게 여러 증상이 복합적으로 오기도 하며 고혈압, 심근경색, 당뇨병, 위궤양, 과민성 대장염 등의 질환으로 나타나기도 한다.

➕ 치료법

정신신체 장애 환자들에게 가장 도움이 되는 치료는 우리 몸의 항상성을 유지시키는 것이다. 이런 항상성 유지에 도움이 되는 치료가 바로 신경통증 클리닉에서 행하는 성상신경절 치료다. 성상신경절 치료를 통해 자율신경계의 균형을 맞춰주면 자율신경계의 균형장애로 인해 발생하는 신체의 많은 증상들이 호전된다.

> ✳ 핵심 포인트
>
> **정신신체 장애**
> 부정적인 감정 반응이나 스트레스에 의해 몸과 마음이 긴장하게 되고 내분비계나 면역계, 자율신경계 등에 영향을 미쳐 전신적으로 여기저기 아프면서 기타 다양한 신체증상이 나타나는 병이다.

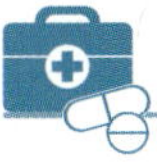

11 공황장애

호흡 곤란 · 손발저림 동반…… 자율신경계 균형 맞춰 치료

증례

32세 된 한 남자 환자는 어느 날 출근 도중 지하철 안에서 문이 닫히고 출발함과 동시에 갑자기 심장이 파열되지나 않을까 걱정될 정도로 심장 박동수가 빨라졌다. 동시에 호흡 곤란, 질식감과 함께 현기증을 느껴 그 자리에 주저앉고 말았다.

5~6분 후에 회복되었으나, 이때를 경계로 식욕 부진, 복통, 빈뇨, 불안에 시달렸으며 성욕도 없어졌다. 특히 쉽게 감기에 걸리고 동시에 편도선염으로 오래 고생했다. 4년 동안 주로 정신과, 순환기내과, 호흡기내과, 소화기내과, 비뇨기과에서 각각 대증요법 치료를 받았으나 증상 완화는 없었다.

➕ 원인

공황장애란 이유 없이 갑자기 공포심이 극도로 심해지며 숨이 막히거나 심장이 터질 듯이 극단적인 불안증세를 보이는 상태를 말한다.

이런 불안상태는 대개 1시간 동안 지속되며 보통 주 2회 정도 나타난다. 공황장애가 있는 환자는 대개 광장공포증도 동반한다. 이는 공공장소, 특히 급히 빠져나갈 수 없는 상황에서 주변의 도움 없이 (혼자) 남게 되는 데 대한 공포다. 이 공포증이 있는 사람의 약 3분의 2가 공황장애를 갖고 있다.

대체로 평생 유병률은 인구의 2% 정도이며 심장내과, 기타 일반내과 환자의 다수가 공황장애를 겪는 것으로 알려져 있다. 공황장애는 여자가 남자보다 2 대 1의 비율로 많으며, 전 연령층에서 나타날 수 있으나 청년기에 주로 발병한다. 유전적·생물학적·심리적 요인 등으로 발생하는 것으로 추정되고 있지만 아직까지 정확한 원인은 밝혀지지 않고 있다.

➕ 증상

임상양상은 강한 공포, 즉 곧 죽지 않을까 하는 불안이다. 이와 함께 호흡 곤란, 심계항진, 흉부통증, 흉부불쾌감, 질식감, 숨이 답답한 느낌, 현기증, 어지러움 내지 휘청거리는 느낌, 손발이 저리는 감각이상이나 몸의 떨림, 때로는 돌발적인 열감이나 냉감, 땀흘림 등이 나타난다. 동시에 실신하거나 죽거나 미치거나 어떤 사고를 저지르지 않을까 하는 공포 등이 엄습한다. 비교적 순식간에 악화되는 형태로 시작되고, 대개 10~20분간 지속되다가 빠르게 또는 서서히 사라진다.

➕ 치료법

공황 발작증상이 특이하기 때문에 진단은 용이한 편이다. 임상경과를 보면 환자의 50%는 회복되나 20%는 만성화된다. 만성화되면 70% 정도에서 우울증이 일어나고 자살의 우려도 있다. 치료를 위해서는 우선 철저한 진찰과 검사를 시행해 신체질환(갑상선 기능항진, 갈색세포종, 저혈당, 약물중독 등)을 감별해야 한다.

약물요법으로는 항불안제와 항우울제를 사용한다. 정신치료적 방법으로는 환자의 상태에 따라 분석적 내지 지지적 치료, 행동치료 및 인지치료 등이 종합적으로 사용된다. 신경통증 클리닉에서는 성상신경절 치료를 시행함으로써 우수한 치료효과를 올리고 있다. 이는 자율신경계의 균형에 맞춰 항상성 기능을 유지시킴으로써 치료효과를 발휘하기 때문이다.

✳ 핵심 포인트

공황장애

공황장애란 이유없이 갑자기 공포심이 극도로 심해지며 숨이 막히거나 심장이 터질 듯이 극단적인 불안증세를 보이는 상태를 말한다.

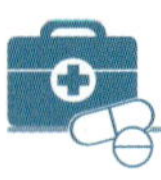

12 알레르기성 비염

재채기 · 콧물 · 코막힘 증상…… 회피 · 약물 · 면역요법으로 치료

➕ 원인

알레르기성 비염은 재채기, 콧물, 코막힘과 결막 · 코 · 인두의 소양감과 분비물을 특징으로 하며, 모든 증상은 알레르기 항원에 노출되는 것과 관계가 있다.

종류에는 식물의 꽃가루가 날아다니는 계절과 관계가 있는 계절성 알레르기성 비염과 만성이고 연중 계속되며 계절과 관련 없는 통년성 알레르기성 비염이 있다.

예컨대 동물에서 떨어지는 털, 공장에서 이용되는 가공된 물질이나 화학물질 또는 작업장이나 집에 쌓여 있는 먼지 등으로 인해 알레르기성 비염이 발생한다. 먼지는 진드기를 포함해 다양한 내용물을 지니고 있다.

연중 내내 비염을 앓는 환자는 집먼지에도 민감하다. 그러나 연중 비염을 앓는 환자 중에는 확실한 알레르기 항원을 밝히지 못하는 경우가 많다.

알레르기성 비염은 일반적으로 아토피성 환자에게 발생한다. 즉, 비슷한 증상을 가진 가족력이 있는 사람과 습진성 피부염, 담마진과 천식 등으로 나타나는 알레르기 병력을 가진 사람에게 많이 발생한다. 증상은 일반적으로 30대 이전에 나타나고, 나이가 듦에 따라 점차 사라진다.

➕ 증상

임상증상은 발작적 콧물, 재채기, 코막힘과 결막 · 코점막 · 인두의 소양감과 눈물이 특징적인 소견이다. 증상이 있는 동안 코의 점막은 이미 부종과 충혈이 있고, 계절적인 꽃가루뿐 아니라 항원적으로 관련이 없는 꽃가루에 대해서도 반응이 증가한다.

진단은 병력과 비경검사, 부비동 X - 레이 검사, 콧물의 호산구 증가, 피부반응 검사, 면역검사 등을 종합해 내릴 수 있다. 특히 계절성 알레르기성 비염은 질병을 유발할 수 있는 잡초, 풀, 나무의 꽃가루가 날아다니는 시기와 일치해서 발생하므로 정확한 병력에 크게 의존한다.

집이나 작업장의 오염으로 인해 알레르기성 비염이 연중 계속되는 경우는 병력분석이 어렵지만, 동물에의 노출이나 작업습관과 관련되어 증상 정도가 달라질 수도 있다.

연중 계속되는 알레르기성 비염은 흔히 성인기에 문제가 발생하고 남자보다 여자에게 더 흔하며, X - 레이 검사를 해보면 부비동막이 비대해져 있는 경우가 많다.

✚ 치료법

일반적인 치료방법으로는 회피요법, 약물요법, 면역요법 등의 세 가지가 알려져 있다.

회피요법은 알레르기 항원에 노출되는 것을 피하는 방법으로, 알레르기 질환을 조절하는 가장 효과적인 수단으로 쓰이고 있다. 동물의 털을 피하기 위해 집에서 애완동물 기르는 것을 삼가고, 꽃가루 농도를 줄이기 위해 여과기를 사용한다. 또한 꽃가루받이의 절정기에는 꽃가루받이가 없는 지역으로 여행하거나 주거지를 바꿔야 할 때도 있다.

약물요법은 계절성 알레르기성 비염 및 연중 계속되는 알레르기성 비염 치료의 표준이다. 사용약물로는 항히스타민제, 알파 아드레날린성 제제, 부신피질 호르몬제가 있고, 증상의 예방 목적으로 크로모린 소디움이 쓰인다.

면역요법은 흔히 저감작이라고 불리며, 알레르기 항원의 농도를 점차 증가시켜 반복적으로 피하에 주사하는 것을 말한다. 이 요법은 약물 부작용으로 인해 약으로 치료할 수 없는 경우에만 시행되어야 한다.

최근 신경통증 클리닉에서는 성상신경절 블록을 시행해 좋은 결과를 얻고 있다. 이 치료방법은 첫째, 교감신경을 매개하는 악순환을 끊고, 둘째, 코의 혈류를 증가시켜 황폐한 코점막의 회복을 촉진

216

시키고, 셋째, 코점막의 부종을 제거하며, 마지막으로 넷째, 코점막 지각신경의 자극 과민성을 억제함으로써 우수한 치료효과를 나타내고 있다.

알레르기성 비염
알레르기성 비염은 재채기, 콧물, 코막힘, 코와 인두의 소양감 및 분비물을 특징으로 한다. 신경통증 클리닉에서는 성상신경절 블록을 통해 코의 혈류를 증가시켜 회복을 촉진시키고 부종을 제거하며, 코점막의 신경 과민성을 억제하여 우수한 치료효과를 보고 있다.

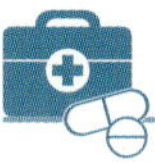

13 과민성 대장증후군

변비 · 설사 부정기적…… 우울증 · 히스테리 성격에 많아

평소 밥을 반 공기 이상 먹지 못하는 43세 여자 환자다. 체중은 40kg이 채 못 되며, 활동하는 것에 어려움은 없으나 늘 배가 아프고 소화가 되지 않아 소화기 내과도 다니고 약도 복용 중이었다.

대장내시경 및 위내시경 소견상 경미한 미란성 위염 이외에는 특이소견이 없었으며, 변비가 있다가 현재는 설사도 동반된 복통으로 본원 통증 클리닉에 내원하게 되었다. 현재 성상신경절 차단술을 15회 시행받고 증상은 많이 호전된 상태다.

➕ 원인 및 증상

과민성 대장증후군은 임상적으로 가장 흔한 위장관 질환이다. 생명을 위협하는 질환은 아니지만 이 질환으로 고통받는 환자나 이를 치료하려는 의사에게는 무력감과 좌절감 등을 일으킨다.

과민성 대장증후군 환자는 임상적으로 세 가지 유형 중 하나로 나타난다. 첫째, 주로 만성 복통과 변비를 호소하며, 둘째, 만성적이며 간헐적인 설사를 호소하나 통증은 없는 경우가 많다. 일부 환자들은 양쪽 증상을 모두 나타내어 설사와 변비가 반복되는 증상을 호소하기도 한다.

과민성 대장증후군은 만성적이며 간헐적인 증상을 특징으로 하는데, 이는 반복되는 좌측 아랫배의 통증, 변비나 설사가 동반되는 배변 간격의 변화, 불충분한 배변, 복부 팽만감, 잦은 방귀 등이다.

이런 증상의 저변에는 두 가지 병태 생리학적 이상, 즉 장운동 이상과 내장지각의 증가가 나타난다. 일부 환자는 심리적 장애를 나타내기도 한다. 우울증, 히스테리, 강박 성격 등이 많으며 정신적 스트레스가 흔히 증상 악화를 유발한다. 이 질환은 젊은층 또는 중년의 성인에게서 주로 나타난다. 특히 여성이 네 배 정도 더 많다.

주된 증상은 만성 변비나 설사 또는 두 가지가 같이 몇 개월 또는 몇 년간 부정기적으로 나타난다. 설사는 아침 기상 후 또는 아침 식사 후에 주로 발생한다. 과다한 점액을 포함한 묽은 대변을 서너 차례 본 후에야 증상이 개선되며 그 후 하루 동안 편안하다. 낮까지 지속되거나 밤에 일어나는 설사는 아주 드물다. 설사는 몇 주 또는 몇 달간 지속되거나 부정기적인 기간 동안 자연적으로 사라진다.

다른 양상으로는 변비 또는 변비와 설사가 동반되는 만성 복통이다. 이런 환자들은 경련성 하복통을 호소하는데 방귀나 배변 후 호전된다. 그밖에 다른 증상으로는 과도한 팽만감, 요통, 무력증, 실신,

심계항진 등이 있다.

진단은 이학적 검사상 이상 없이 나타나는 만성적·간헐적 양상의 증상, 환경적·감정적 스트레스와 증상과의 관계, 다른 질환의 배제 등으로 나타난다. 자세한 과거력, 이학적 검사, 기생충, 병원균을 검출하기 위한 대변검사 등이 필요하고, 일부 환자는 염증이나 종양을 배제하기 위한 대장경 검사가 요구된다.

✚ 치료법

치료에 있어서는 노련함과 인내를 필요로 한다. 환자는 이런 증상이 만성 염증성 질환(예 : 궤양성 대장염) 또는 대장의 악성 종양을 일으키지 않는다는 것을 인지해야 한다. 또한 환자와 의사 모두 이런 상태는 만성적이며 없어진다 하더라도 치료되지 않는다는 점을 알아야 한다.

환자들은 증상에 적응해 질환이 생활에 미치는 영향을 최소화하도록 노력해야 하며, 의사는 환자가 질환을 잘 관리할 수 있도록 정신적 스트레스와 질환의 정도가 관련이 있음을 적절히 강조해야 한다.

이 질환에서 약물치료는 비정상적인 대장운동을 조절하기 위해 시도된다. 신경안정제를 이용하면 약간의 안정을 유도할 수 있으며, 항콜린성 약물도 일부 환자에게는 유용하다. 그러나 불행하게도 모든 환자들이 만족할 만큼 호전을 보일 수 있는 약물이나 식이요법은 없기 때문에 다양한 치료방법이 시도되고 있다.

최근 신경통증 클리닉에서는 성상신경절 블록을 시행해 좋은 결과를 얻고 있다. 교감신경계는 스트레스를 받았을 때나 응급상황에서 몸을 보호하는 작용을 하고, 생활환경 변화에 따른 항상성 유지에 주로 관여한다. 따라서 성상신경절 치료를 통해 교감신경계의 균형을 맞춰 항상성을 유지시켜주는 쪽으로 작용해 효과를 발휘하는 것으로 판단된다.

✳ 핵심 포인트

과민성 대장증후군
반복되는 아랫배 통증, 변비, 설사, 배변 간격의 변화, 불충분한 배변, 복부 팽만감, 잦은 방귀 등이 만성적이며 간헐적으로 나타나는 특징이 있다.

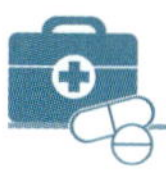

14 변비

항문괄약근 정상흐름 깨지면 발생…… 자율신경조절 주사로 치료

➕ 원인 및 증상

대변을 보는 일상적인 생리현상이 우리에게 상당한 수준의 편안함과 정서적 안정감을 주는 활동이라는 사실을 모르는 사람이 많다. 변비를 간단하게 정의하기는 어렵지만 일반적으로 정상적인 쾌변이 어려운 상태를 말하는데, 하나의 독립된 질환이라기보다는 일종의 증상이다. 따라서 여러 가지 질환에 수반되는 증상 중 하나로 나타나기도 하고, 특발성 변비(기능성 변비)라고 하여 뚜렷한 원인 질환이 없는 경우도 많다.

일반적으로 변비 환자들은 변의 양이 극히 적다. 또한 변이 너무 단단하여 변을 항문 밖으로 배출하기가 힘들고, 대변 욕구가 있어서 보고 난 후에도 아직 변이 남아 있는 듯한 느낌이 들고, 배변 횟수가 지나치게 적다는 등의 불편감을 호소한다. 표현은 다양하지만 결국 직장에 대변이 비정상적으로 정체되어 있는데도 대변을 보지 못하는 것을 변비라 할 수 있다.

간혹 배변의 횟수를 중요하게 생각하는 사람도 있는데, 정상적인 배변 횟수는 논란이 있으나 일반적으로 하루 3회부터 3일에 한 번까지를 정상으로 보고 있다. 나라별·민족별로 섬유소 섭취량에 차이가 있기 때문에 배변의 절대적인 횟수가 중요한 것이 아니라 개개인이 불편감을 겪는지의 여부가 중요한 기준이라 할 수 있다.

정상적인 배변기능은 대장에서 수분을 흡수하고 남은 내용물이 연동운동을 통해 직장 쪽으로 이동되고, 직장이 대변에 의해 확장되면 직장-항문 억제반사에 따라 항문 내괄약근이 이완된다. 이어 외괄약근이 수축되면서 대변을 배출하기 위해 복압을 상승시켜 항문 외괄약근의 수축을 극복하는 힘이 주어지면 대변을 볼 수 있게 된다. 이런 정상흐름이 깨어지면 변비가 생긴다.

변비가 올 수 있는 상황들을 열거해보면 다음과 같다.

① 식사 때 일어나는 위-대장반사의 감소 내지 소실로 인해 장 속의 내용물이 잘 안 내려가는 경우
② 배변시 항문괄약근의 불충분한 이완
③ 직장 내 대변 덩어리에 대한 감지능력의 소실
④ 배변에 충분한 복강 내 압력을 상승시키기 위한 복벽근육의 약화
⑤ 신체적인 장애로 배변감을 느껴도 화장실에 갈 수 없음
⑥ 전반적인 신체운동의 감소
⑦ 우울증 표현의 한 형태

변비가 오는 상황은 많은 내과·외과적 질환이 원인이 될 수 있다. 당뇨병, 갑상선 기능장애, 전해질 이상, 장근육에 분포되어 있는 신경조직 장애, 뇌종양, 척추손상, 대장질환이나 직장 및 항문질환으로 통증이 동반되었을 때, 선천성 거대 결장, 아편제제나 항우울제, 피임약과 같은 약물 장기복용 등에서 원인을 찾는 경우도 있다.

기능성 변비란 특별한 원인을 찾을 수 없는 경우를 말하는데, 정서적·환경적 요인이나 음식물 섭취량이 적거나, 수분이나 섬유질이 적은 음식을 섭취하는 때 생길 수 있다.

어쨌든 고질적인 변비는 환자에게 심각한 불안감과 초조감을 주며 대변이 직장 내에 정체되어 있기 때문에 직장 점막의 궤양, 항문괄약근 이완으로 인한 변실금(대변이 자기도 모르게 조금씩 나오는 현상) 등의 질환을 가져올 수 있다.

➕ 치료법

치료를 위해서는 환자 개개인의 여러 상황을 고려해 직접적 원인이 규명된 경우라면 원인을 제거하는 것이 중요하다. 반면 특정 원인이 불명료한 경우에는 다음과 같이 따른다.

첫째, 음식물 섭취의 조절을 시도한다. 아침식사가 장 운동을 자극해 배변기능을 갖게 하므로 적당한 양의 식사가 필요하며, 섬유질이 풍부한 음식 - 신선한 과일, 채소, 곡류, 견과류, 감자칩 등 - 을 섭취한다.

둘째, 좋은 배변습관을 갖도록 한다. 환자는 일정한 시간, 특히 아침을 먹은 후 충분한 시간 동안 대변을 보도록 의식적으로 하루도 거르지 않고 시행하는 습관을 갖도록 한다. 대변이 나오지 않더라도 약 10분간 노력하며 지속적인 연습을 한다.

셋째, 지사제 등의 약물을 사용하는 경우에는 장기간 사용하면 대장근육에 있는 장근신경절의 손상을 가져오며, 정상적인 배변기능의 반사신경 작용을 더욱 어렵게 만들어 변비를 심하게 만들 수 있으므로 주의를 요한다.

넷째, 신경통증 클리닉에서 실시하는 자율신경계 주사는 기능성 변비에 탁월한 효과를 보인다. 이러한 장 운동 및 배변의 기능은 우리 몸의 자율신경에 의해 조절된다. 그러므로 자율신경의 이상으로 오는 기능성 변비는 장 운동이 제대로 되지 않아 발생하므로 자율신경의 균형을 맞춰주면 장 운동의 항진으로 인해 변비가 사라진다. 신경통증 클리닉에서는 기능성 변비 환자에게 자율신경의 균형을 맞춰주는 성상신경절 치료를 통해 탁월한 효과를 보고 있다.

* 핵심 포인트

변비
변비는 다양한 원인에 의해 생길 수 있다. 음식 섭취나 배변습관의 조절 등으로 해결되지 않는다면 신경통증 클리닉에서 자율신경계 주사로 증상을 호전시킬 수 있다.

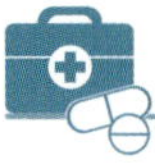

15 비정상 자궁출혈

내분비기능 이상, 스트레스가 원인…… 성상신경절 치료

32세 젊은 여자 환자로서 안색이 매우 창백했으며, 3년 전 결혼해 이제 막 돌이 지난 아들 하나를 둔 교사였다. 결혼 전까지는 매우 활달하고 적극적인 성격이었으며, 건강에 특별한 문제가 없었고 오히려 건강에 대한 자부심을 가질 정도였다.

그러나 1년 전 아이를 출산한 이후부터는 월경이 불규칙해져서 예전에는 한 달에 한 차례, 기간은 일주일 정도 지속되었으나 현재는 일주일 이상 자궁출혈이 지속됐다. 한 달에 반 이상은 적은 양이나마 출혈로 불편한 생활을 해왔으며 쉽게 피로해지고 의욕도 사라졌다. 이런 이유로 우울해지고, 병원을 방문하기 한 달 전부터는 귀가 막힌 듯 멍멍하고 귀에서 소리가 나기도 했다. 비정상적인 월경도 문제지만 전신적 피로감과 의욕상실 또한 큰 문제인 듯 보였다.

이 환자는 1년 전 출산을 했던 산부인과를 방문해 진료를 받아보았으나 큰 이상이 없으니 두고 보자는 권유를 받았다. 하지만 그 이후에도 비정상적인 자궁출혈이 지속되어 본원에서 성상신경절 치료를 10여 차례 받은 후 환자가 느끼기에 큰 호전을 보였으며 기타 전신적 피로감도 줄었다고 했다.

➕ 원인 및 증상

비정상적인 월경은 정상적인 월경의 양상을 벗어난 경우를 총칭해서 말한다. 하지만 정상적인 월경도 개인에 따라 상당한 변동이 있을 수 있기 때문에 그 정의를 내리는 것은 간단한 일이 아니다. 보통 정상적인 월경은 주기가 24~32(21~40일)일 간격이며 기간은 3~7일이다. 월경량은 33ml(10~55ml) 정도이고, 80ml를 초과하지 않으며 대부분 첫 2~3일 사이에 나온다.

월경주기는 난소주기와 자궁내막주기가 밀접한 관계를 갖고 있다. 따라서 시기에 따라 적합한 호르몬이 적절한 양으로 생성 · 분비되고, 또한 적절한 비율로 유지되었다가 쇠퇴되어야만 정상주기가 이루어진다.

비정상 자궁출혈은 내분비기능 이상뿐만 아니라 생식기관의 기질적 병변, 임신과 그 합병증 및 혈액질환 등에 원인이 있을 수 있기 때문에 치료에 앞서 정확히 진단을 내리는 것이 중요하다.

원인은 크게 배란성과 무배란성 출혈로 나누어지며, 배란성의 경우 내분비기능 이상보다는 기질적인 병변에 따른 것이 대부분이므로 자세한 검사를 통해 진단하고 원인에 따라 치료를 받아야 한다.

무배란성 자궁출혈은 대부분 기능적 출혈인 경우가 많다. 이는 우

리 뇌의 시상하부 – 뇌하수체 – 난소 축의 장애나 약물, 갑상선기능
이상, 간이나 신장기능 이상, 영양장애 등 여러 원인에 따른 것일 수
있다.

또한 정신적 스트레스 등이 원인이 될 수 있는데, 결혼이나 성생활
의 문제가 여기에 해당되고 이혼이나 알코올 중독, 약물중독, 학교
및 사회적인 압박 등 여러 요소가 무배란성 출혈을 조장할 수 있다.

✚ 치료법

신경통증 클리닉에서 시행하는 성상신경절 치료는 임상적으로 뇌
로의 혈행을 원활하게 하는 데 초점을 맞추지만, 특히 간뇌로의 혈행
개선이 시상하부에 있는 자율신경의 최고중추에 어떠한 영향을 주고
있다고 생각되며, 뇌하수체에서의 호르몬 분비에도 영향을 주는 것
으로 판단된다. 따라서 산부인과적 검사결과 특정 원인을 찾지 못하
고 경과 관찰을 하는 환자의 경우에는 성상신경절 치료를 통해 탁월
한 효과를 보는 수가 많기 때문에 권장할 만하다.

*** 핵심 포인트**

비정상 자궁출혈

내분비기능 이상, 생식기관의 병변, 임신과 그 합병증 및 혈액질환 등의
원인이 있을 수 있어 치료에 앞서 정확히 진단을 내리는 것이 중요하다.

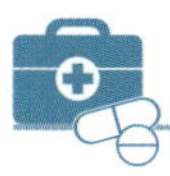

16 월경곤란증

달마다 '괴로워'…… 골반 원인 따라 치료 달리 해야

25세 된 여성의 사례를 살펴보자. 이 여성은 14세 때 초경 시작과 함께 월경곤란증이 시작되었다. 월경이 시작되는 날 심한 하복부 통증과 함께 구역질, 현기증, 요통을 느꼈는데, 이 통증이 이틀간 지속되었다고 한다.

이 환자는 산부인과적인 검사결과 특이소견이 없어 통증이 심할 때 타이레놀(프로스타그란딘 합성억제제)을 복용했으나 일상활동을 정상적으로 하기는 어려웠다. 이 환자에게 성상신경절 치료를 20회 정도 시행하자 통증이 많이 사라졌고, 그 후 몇 차례 더 치료를 받은 후 환자는 만족스러울 정도로 통증을 느끼지 않게 되었다.

➕ 원인 및 증상

월경곤란증은 월경과 관련된 주기적인 통증을 말하며, 부인과에서 흔히 볼 수 있는 증상 중 하나다. 골반의 기질적 병변이 없는 경우를 원발성, 골반 내에 기질적 병변이 동반되는 경우를 속발성으로 분류한다. 원발성 월경곤란증은 10대 후반에서 20대 초반에 자주 발생하며, 속발성은 대개 25~30세 이후에 발생한다.

원발성 월경곤란증은 초경 후 배란을 동반한 월경이 있는 경우에 정도의 차이는 있으나 젊은 여성의 반수 이상에서 경험하게 된다. 약 10% 정도는 1~3일간 정상활동을 할 수 없을 정도로 심하다. 주로 월경 직전에 시작해 1~2일간 지속되고 72시간을 경과하는 일은 거의 없다.

통증은 주로 경련성 또는 진통과 같은 성격을 띠며, 하복부와 치골 상부에 국한되기도 하지만 아래허리와 다리로 방사되기도 한다. 통증이 심할 때는 오심(惡心 : 가슴 속이 불편하면서 토할 듯한 기분이 생기는 현상), 구토, 피곤, 어지러움, 설사, 식욕 부진, 두통, 신경과민을 동반하기도 한다.

이러한 증상은 나이가 들면 저절로 호전되는 경우가 많으나, 한 달마다 주기적으로 찾아오는 통증은 견디기 쉬운 일이 아니다. 또한 심한 월경곤란증을 경험한 여성은 다음 월경에 대한 공포감을 갖기 때문에 월경기간이 아닌 때에도 정신건강에 큰 장애를 줄 수 있다.

✚ 치료법

속발성 월경곤란증은 산부인과적 검사에서 원인을 찾아 그것을 없애는 것이 중요하지만, 원발성 월경곤란증은 자궁내막에서 분비되는 프로스타그란딘 호르몬에 의한 자궁근의 과도한 수축이 원인이 되는 것으로 판단되므로 치료가 간단하지는 않다.

월경곤란증 환자에 대한 치료는 상세한 병력과 내진에 따른 치료 지침을 정하고, 원발성과 속발성을 구별하는 것이 중요하다. 신경통증 클리닉에서는 골반 내에 원인이 있는 속발성 월경곤란증이 아닌 원발성 월경곤란증 환자들을 치료한다. 사실상 원발성 월경곤란증의 80~90%는 분만을 하면 사라지는 경우가 많으므로 환자를 안심시키는 것이 중요하다.

신경통증 클리닉에서는 원발성 월경곤란증 환자에게 성상신경절 치료를 시행하는데, 성상신경절이란 교감신경계의 중추(center)로 뇌를 포함하는 중요 장기의 혈류조절을 담당한다. 치료를 통해 뇌로 보내지는 혈류를 개선하고, 특히 간뇌로의 혈류를 증가시켜 자율신경 기능을 조절하고 뇌하수체에서의 호르몬 분비 조절에 영향을 준다. 이런 성상신경절에 대한 반복적인 치료는 원발성 월경곤란증 환자의 치료에 좋은 결과를 가져온다.

성상신경절 치료와 더불어 스트레스를 피할 수 있도록 생활환경 개선과 적당한 운동이 도움을 줄 수 있다. 그리고 안정을 취하고 국소 온열요법을 병행하면 더욱 좋다.

❊ 핵심 포인트

월경곤란증
월경과 관련된 주기적 통증을 말하며 원인에 따라 치료를 달리 해야 한다.

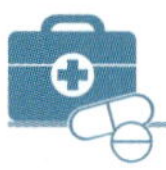

17 만성피로증후군

6개월 이상 무기력 계속되면 의심…… 원인 불명확

➕ 원인 및 증상

일반적으로 피로는 육체적 또는 정신적인 노력을 기울인 후 나타나는 지치고 고갈된 상태로 정의된다. 일반 병원을 방문하는 환자의 절반 이상이 피로감을 호소하며, 환자뿐 아니라 일반인도 잠을 푹 잤는데 항상 피로감을 느끼고 의욕이 떨어지고 쉽게 짜증이 나는 것을 경험하는 때가 많다. 이렇듯 잠을 못 자거나 오랫동안 육체적·정신적 노력을 기울인 후 나타나는 피로는 정상적인 생리반응으로 여겨지나 이런 선행여건과 관계없이 나타나는 경우는 질병의 징후로 받아들여야 한다.

의학적으로 피로는 근육에서 일련의 생화학적·생리학적 변화가 발생하고 힘을 낼 수 있는 능력을 저하시켜 근력 약화 또는 쇠약 상태를 불러일으킨다. 또한 업무 수행능력이 저하되거나, 지구력 결여 형태를 취하는 명백한 행동상의 장애, 피곤함과 불편감의 주관적인 느낌으로 설명되며, 표면적이고 잠재적인 면을 모두 갖는다.

환자들은 "기진한 상태다", "하루 종일 피곤하다", "지친다", "극도로 피곤하다", "탈진했다", "기운이 다 빠졌다", "하고 싶은 것이 전혀 없다", "의욕이 없다"라고 말한다.

이렇듯 피로한 증상을 나타내는 원인은 다양하다. 내과적 근육질환(중증 근무력증, 근육성 이영양증, 선천성 근육질환 등), 신경학적 질환(다발성 경화증, 파킨슨씨병), 전신질환(투약 후, 급성 감염, 만성 감염, 류머티즘성 다발성 근육통, 갑상선 기능저하증, 에디슨씨병, 쿠싱증후군, 조절이 잘 안 되는 당뇨병, 경미한 빈혈, 악성 종양, 영양 결핍, 심근경색 후 등)이 있을 때 피로가 동반된다.

만성피로증후군은 전신쇠약성 피로를 특징으로 하는 다양한 육체적·체질적 및 신경심리적인 호소와 관련된 질환의 최근 명칭으로, 다른 원인이 배제되고 다음의 진단기준에 해당되는 경우를 말한다.

무기력하게 계속되는 피로가 적어도 6개월 이상 지속되고, 이 피로는 6~8가지의 지속적이고 반복적인 신체적·신경심리학적인 증상(미열, 경부 또는 액와부 림프절종대, 근육통, 이동성 관절통, 인후통, 건망증, 두통, 집중력 저하와 사고장애, 자극과민성, 수면장애 등)이 동반되어야 한다. 대부분의 환자들은 손 또는 발 부위의 이상감각, 목·어깨·척추 후방에 통증과 압통점으로 구성되는 섬유 근육통을 갖고 있다. 그러나 이러한 상태인데도 신경학적 검사는 정상이다.

이런 환자들은 근력 약화를 자주 호소하지만 환자들의 신경 근육기능은 정상인과 차이가 없다는 보고도 있다. 근전도와 신경전도 검사도 거의 정상이지만 뇌파에서는 약간의 비특이적 소견을 보인다.

위에서 나열한 것과 달리 분명한 원인이 없는 만성피로증후군은 불확실하지만 바이러스 감염에 부수적으로 동반된 대사성 또는 면역계 이상이 원인일 가능성과 만성적인 경미한 저혈압을 그 원인으로 주장하는 경우도 있다.

✚ 치료법

정확한 원인이 없는 만성피로증후군은 자율신경계의 이상에서 오는 것으로 추정되며, 신경통증 클리닉에서는 자율신경계 조절기능을 하는 성상신경절 치료를 통해 자율신경계의 균형을 이루어 항상성을 유지시킴으로써 치료에 접근한다. 더불어 규칙적인 운동과 스트레스를 해소할 만한 취미생활을 하는 것도 도움이 된다.

성상신경절 치료

두통 · 변비 · 알레르기성 비염에 효과…… 항상성 유지해야

어떤 한 가지 치료방법이나 약물로 많은 병을 고칠 수 있다면 누구나 솔깃하지 않을 수 없을 것이다. 그래서 사람들은 예로부터 무병장수를 위해 만병통치약을 찾아헤매고 있는지도 모른다.

신경통증 클리닉에서 시행되는 여러 시술 가운데 가장 많은 질환에 널리 사용되는 치료법 중 하나가 바로 성상신경절 치료방법이다.

성상신경절이란 경추 부위에 위치하는 교감신경의 중추역할을 하는 신경절을 일컫는다. 교감신경이란 자율신경계 - 사람의 의지에 영향을 받지 않는 신경이라는 뜻에서 붙여진 이름으로 우리 몸의 내장 기관이나 분비선, 혈관 등에 분포하고 사람들의 정서, 즉 희로애락에도 관여한다 - 의 일종이다. 자율신경계는 교감신경계와 부교감신경계로 나뉜다.

교감신경계는 스트레스를 받았을 때나 응급상황에서 몸을 보호하는 작용을 하고 생활환경 변화에 따른 항상성 - 우리 몸이 적합하지 않은 생활환경에 노출되었을 때 본래의 적당한 상태를 유지하게 하는 것 - 유지에 주로 관여한다. 부교감신경계는 우리 몸의 각 기관을 보호하고 체내 자원의 유지와 회복에 관여한다.

이런 자율신경계의 균형이 적절히 유지되어야 우리 몸을 외부적 · 내부적 변화에 즉각적으로 대처하게 하고 일정한 상태로 유지함으로써 질병으로 이환되지 않도록 할 수 있다. 그러나 이러한 균형을 잃으면 몸의 항상성이 깨지면서 여러 질병이 나타나게 된다.

성상신경절 치료는 교감신경계와 균형을 맞춰 항상성을 유지시켜주는 쪽으로 작용함으로써 치료효과를 발휘하는데, 이 치료의 몇 가지 사례를 들어보자.

＊ 사례 1 : 29세 여자 환자로 2년 전 결혼해 결혼 1년 만에 출산했

다. 중·고등학교 시절부터 간간이 두통을 느꼈으며, 결혼 전에는 거의 한 달에 한두 차례씩 머리가 아파 그때마다 두통약을 복용했다. 임신기간 중에는 두통이 덜했으나 출산 후 아기를 키우느라 피로가 겹쳤는지 다시 두통이 심해졌다. 이 환자는 성상신경절 치료를 몇 차례 받은 후 두통이 많이 완화되어 두통약을 복용하지 않아도 될 정도가 되었다.

* **사례 2** : 26세 여자로 몇 년 동안 변비 증상이 있어 간혹 변비약을 복용하고 야채식 등 식이요법을 시도해보곤 했다. 직업은 간호사로서 병원에서 근무하는 덕분에 성상신경절 치료를 매일 한 차례씩 10여 회 받았다. 환자는 현재 변비약을 복용하지 않아도 식사에 신경 쓰지 않을 만큼 불편함이 없어졌고 기분도 상쾌해졌다고 한다.

* **사례 3** : 51세 여자로 3년 전부터 얼굴이 화끈거리고 얼굴 쪽에 땀이 많이 나며 가슴이 두근거리기도 하고, 지난 겨울에는 감기에 자주 걸렸다고 했다. 이 환자도 성상신경절 치료를 받은 후 얼굴에 땀이 나고 화끈거리는 증상이 많이 호전됐으며, 감기의 빈도와 두근거림증이 현저히 감소됐다.

* **사례 4** : 14세 남자 환자로 어릴 적부터 환절기면 코가 잘 막히고 감기를 자주 앓았으며, 이비인후과에서 알레르기성 비염 진단을 받은 후 증상이 악화될 때마다 약물복용을 해오고 있었다. 환자는 옆

드려 만화책 보기가 불편할 정도로 코막힘이 있는 상태에서 성상신
경절 치료를 몇 차례 받은 후 약물복용 없이 상태가 호전되어 만족해
했다.

위에 소개한 경우와 같이 성상신경절 치료로 좋은 효과를 볼 수 있
는 질환은 두통, 변비, 자율신경실조증, 알레르기성 비염 등이다.
그밖에도 150여 가지가 넘는 질환에 탁월한 효과가 있다는 결과가 보
고되고 있다.

성상신경절 치료의 효과가 항상성 유지(자생력)라는 것을 고려하
면, 이 치료는 아무리 지나치게 받아도 득이 되면 되었지 실이 없는
치료법이라 할 수 있다.

✳ 핵심 포인트

만성피로증후군
정확한 원인이 없는 만성피로증후군은 자율신경계의 이상에서 오는 것으
로 생각되며, 규칙적인 운동과 스트레스 관리 및 통증 클리닉에서 성상신
경절 치료 등으로 증상을 조절할 수 있다.

6장
운동과 관련된 통증

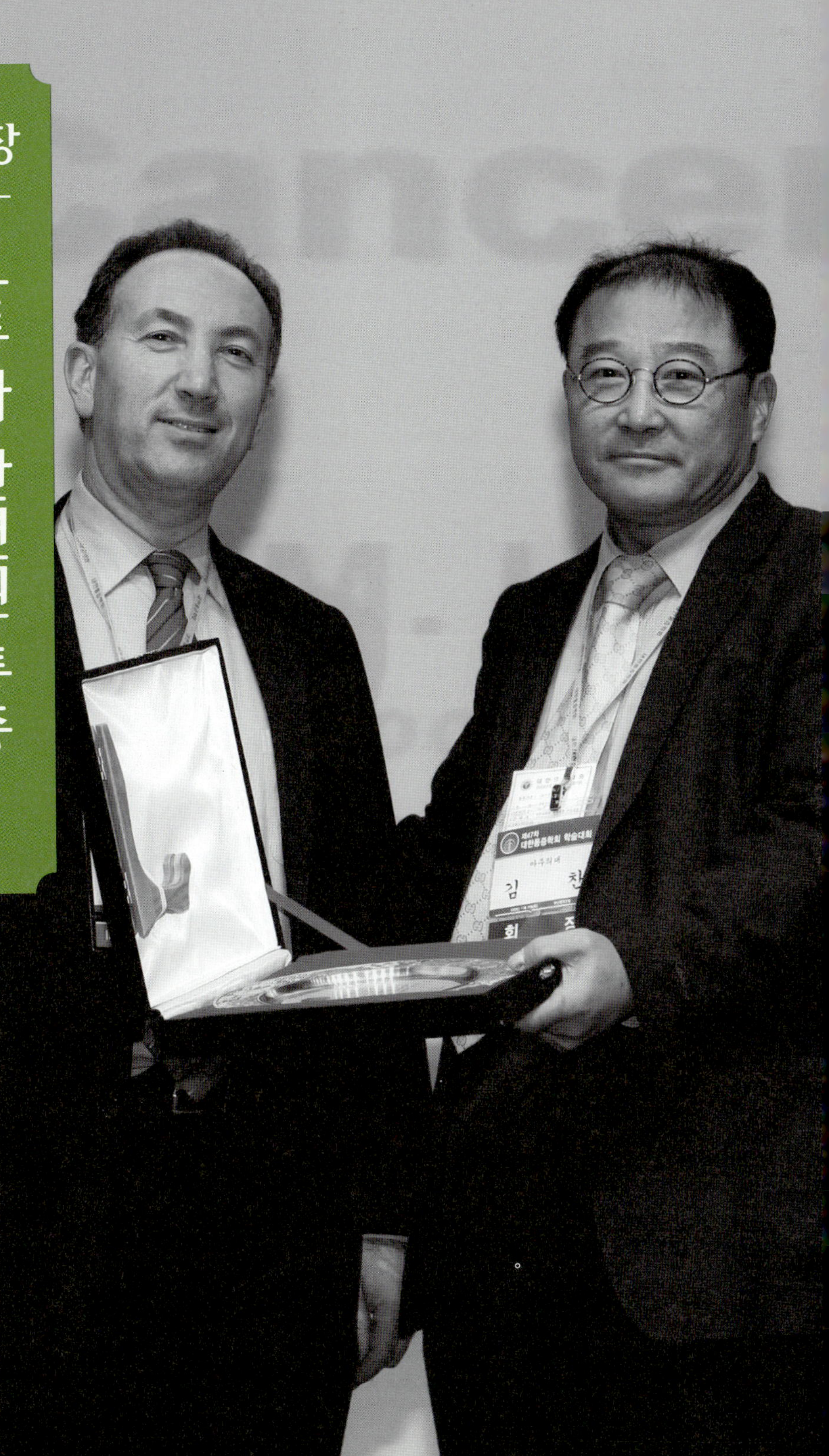

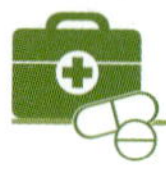

01 스포츠 통증(과사용증후군)

운동도 무리하면 병된다······ 손상된 근육 안정시켜야

➕ 원인

현대인들에게 스포츠는 필수로 인식되고 있다. 테니스·골프·수영·조깅뿐 아니라 배드민턴·탁구·축구·배구·농구 등의 동우회를 통해 운동을 함으로써 스트레스를 해소하고 체력을 단련한다.

그러나 운동도 적당히 하면 득이 되지만 친선게임이나 시합 등으로 무리한다든지, 몸 상태가 좋지 않은데도 규칙적인 운동을 위해 강행하는 경우에는 운동 종류에 따라 우리 몸의 특정 부분에 통증을 동반한 이상이 발생할 수 있다.

예컨대 과다한 운동으로 인한 관절인대 또는 근건의 과로장애나 피로골절 등이 초래되어 통증이 유발될 수 있다. 즉, 인대와 뼈가 붙는 부분에서의 인대부착부증후군, 신경이 지나는 주위 근육이나 건의 긴장이나 부종으로 인한 포착성 신경장애 등이 동반될 수 있다.

✚ 증상

흔히 알고 있는 테니스 엘보나 골프 엘보가 있고 수영견(swimmer's shoulder), 런너 무릎(runner's knee), 점프 무릎(jumper's knee), 축구 발목(football ankle) 등 운동 종류에 따라 손상받는 부위는 다르다.

장거리를 걷거나 달리기를 한 후에 오는 런너 무릎은 슬개연골연화증이나 무릎의 안팎으로 붙는 근육의 과부하로 인한 통증이며, 그밖에 아킬레스건 주위 통증, 정강이 통증, 경골, 비골의 피로 골절 등이 올 수 있다.

넓이뛰기 · 농구 · 배구 등 점프경기 선수들도 무릎통증을 호소하는 경우가 많은데, 이는 허벅지의 근육인 대퇴사두근의 슬개골부착부 장애나 슬개골 하단의 슬개인대 부착부 장애로 인해 발생한다.

✚ 치료법

운동으로 인한 손상은 종류와 정도가 다양하다. 따라서 정확한 진단 아래 치료를 받아야 한다. 신경통증 클리닉에서는 근육, 건, 해당부위 신경치료로 통증의 고리를 조기에 끊어주므로 치유를 빠르게 도와준다.

그러나 운동을 하다가 생긴 손상의 대부분이 과사용에 따른 것이기 때문에 손상된 관절이나 근육을 일정 기간 안정시키는 것도 중요하다. 이러한 목적으로 깁스를 대는 것도 치료방법이 될 수 있다. 손상된 부분이 완전히 치유된 후 사용해야 더 이상 병의 진행을 막을 수 있기 때문이다. 이것은 매우 중요한 사실이지만 사실상 잘 지켜지지 않는 경우가 많다.

급성 통증은 항상 우리 조직의 손상을 알리는 신호로 작용해 우리 몸을 보호하는 역할을 하는데 더불어 그로 인한 고통도 크다. 또한 초기에 적절한 치료가 이루어지지 않으면 만성화의 과정으로 악화된다. 따라서 스포츠로 인한 손상에서 오는 통증도 간과해서는 안 되며, 정확한 진단과 함께 조기에 치료를 받는 것이 회복을 빠르게 하는 지름길이다.

*** 핵심 포인트**

스포츠 통증(과사용증후군)
운동을 하다가 생긴 손상의 대부분이 과사용에 의한 것이기 때문에 일정 기간 안정시키는 것이 중요하다. 또한 초기에 적절한 치료를 받지 않으면 간혹 만성화의 과정을 겪기 때문에 조기 치료가 중요하다.

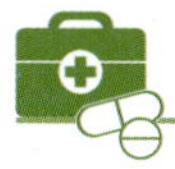

02 테니스 엘보(팔꿈치)

팔꿈치 외측에 강한 통증…… 근육 노폐물 없애야

49세 남자 환자로 3년 전부터 건강 때문에 테니스 클럽에 가입해 한 달에 2~3번 테니스를 즐기고 있었다. 시합을 준비하느라 연습을 지나치게 한 탓으로 팔에 통증을 느끼게 되었다.

이 환자의 직업은 치과의사였는데, 치료를 할 때 팔꿈치에 통증을 느꼈지만 작업은 어떻게든 가능했다. 그러나 힘을 주어 물건을 잡을 때 팔꿈치에 통증을 느끼는 등 여러 가지로 불편했다. 테니스는 특히 백 스토로크를 칠 때 통증을 느끼지만, 운동할 때보다 운동 후에 통증이 더 심했다.

➕ 원인

테니스 엘보란 이른바 과사용증후근의 일종으로 테니스를 즐기는 사람이나 40세 이상의 주부에게 많이 발생하며, 환자들은 특히 팔꿈치 바깥쪽에 강한 통증을 느낀다.

테니스 엘보(외상과염)는 보통 테니스를 많이 친 후 나타나므로 붙여진 이름이지만, 팔꿈치를 과도하게 사용하는 동작(손목을 돌리는 반복적인 작업, 벽돌쌓기 등) 후에 올 수도 있고, 중년의 여성이 집안일을 많이 하고 난 후에 올 수도 있다.

테니스 엘보는 팔꿈치 바깥쪽의 뼈가 돌출(외측상과)되어 있는 팔의 신전근건이 붙는 부위의 과로장애로서, 그 부위의 통증과 함께 때로는 팔꿈치 아래쪽의 팔과 손등으로 통증이 퍼지기도 한다.

➕ 증상

임상증상으로는 테니스를 칠 때, 특히 백을 사용하는 경우 우측 손목을 뒤로 젖히는 신전운동시 통증이 팔꿈치 바깥 쪽에 나타나는데, 경우에 따라서는 팔꿈치 아래나 위쪽으로 방산되기도 한다.

일상생활 중에는 주먹을 쥐거나 손바닥을 아래로 향하고 물건을 들어올릴 때 심한 아픔을 느낀다. 스포츠와 관련이 없는 주부들의 경우에는 조리대에서 무거운 조리기구를 드는 동작이나 빨래를 짤 때 손목에 무리한 힘을 주면 근육손상을 줄 수 있다.

일반적으로 X-레이에서는 이상소견을 보이지 않으며, 환자로 하여금 힘을 주어 손목을 뒤로 젖히게 하고 시술자가 위로 당기면 환자의 팔꿈치 바깥쪽에 통증이 나타난다.

➕ 치료법

치료는 주원인이 되는 활동을 삼가고, 손목을 뒤로 젖힌 상태로 고

정해주어야 한다. 또한 급성기에는 온열치료를 해준다.

　신경통증 클리닉에서는 이런 환자에게 근육의 팽대부에 있는 압통점을 찾아 뭉친 근육을 풀어주고 혈액순환을 개선해 근육 속에 축적된 노폐물을 없애줌으로써 극적인 치료효과를 볼 수 있다. 이어 치료 후에는 충분한 휴식이 절대적으로 필요하다. 한번 손상받은 근육이나 인대는 다시 쉽게 망가질 수 있기 때문에 적어도 몇 달 동안은 무리한 팔꿈치 운동을 삼가야만 완치가 가능하다.

＊ 핵심 포인트

테니스 엘보
테니스처럼 팔꿈치를 과도하게 사용하는 동작 후 혹은 중년의 여성이 집안일을 많이 하고 난 후 팔꿈치 바깥쪽에 강한 통증을 느끼는 경우 테니스 엘보(외측 상과염)를 의심할 수 있다.

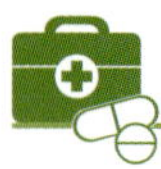

03 골퍼 엘보(팔꿈치)

팔꿈치 안쪽 통증, 압통…… 뭉친 근육 풀어줘야

➕ 원인 및 증상

테니스 엘보와는 달리 팔꿈치 안측에 통증과 압통이 있다면 골퍼 팔꿈치라 한다. 부적절한 자세와 과사용으로 인한 관절인대의 과로 장애, 근육의 과도한 탄력, 피로골절 등으로 통증이 발생한다. 반복 된 자극으로 근육에 과도한 탄력이 지속되면 근육이 손상을 받게 되고 정상치유 과정을 거칠 기회를 갖지 못하면서 손상부위가 섬유화 되어 강직성 통증 유발점을 형성한다.

팔꿈치 안쪽 돌출부위(내상과), 즉 팔의 굴근건 부착부위의 과로장 애는 골프나 야구를 과도하게 한 후 올 수 있다. 이때 손목을 구부려 물건을 쥐는 동작을 할 경우 통증을 심하게 느낀다. 또한 골프 연습 을 장시간하고 난 후에는 늑골의 피로골절이 오기 쉬우며, 이는 주로 좌측 늑골 결절이나 늑골각 이행부에 발생하기 때문에 환자는 숨쉴 때 가슴 부위나 등 쪽에서 통증을 느낀다.

➕ 치료법

신경통증 클리닉에서는 이런 환자에게 테니스 엘보에서와 같이 압통점을 찾아 뭉친 근육을 풀어주고, 신경치료를 통해 혈액순환을 도와 치료효과를 볼 수 있다. 물론 치료 후에는 해당 부위의 사용을 삼가며 휴식이 절대 필요하다. 꾸준히 근육치료와 신경치료를 받음으로써 통증의 완치가 가능하다.

✳ 핵심 포인트

골퍼 엘보
테니스 엘보와 달리 팔꿈치 안측에 통증과 압통이 있다면 골퍼 팔꿈치라 한다.

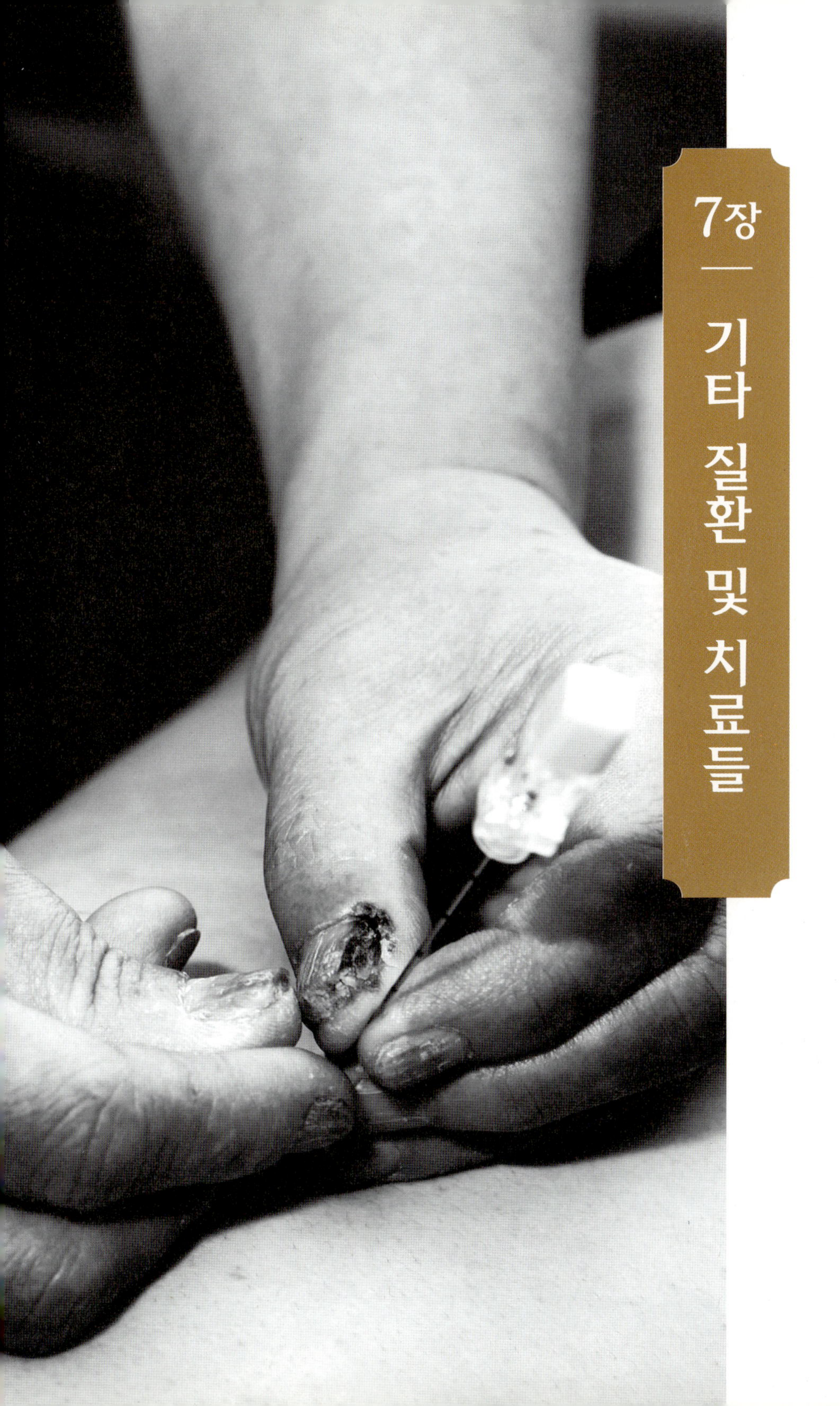

7장
기타 질환 및 치료들

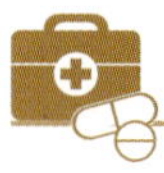

01 손발 저림증과 냉증

디스크·척추관협착증 등 원인 다양…… 혈액순환 원활히

✚ 원인 및 증상

신경통증 클리닉을 방문하는 환자 중에는 손발이 저리거나 시리고 차가운 증상을 호소하는 환자가 많다. 이들은 한결같이 자신은 혈액순환이 잘 안 돼 손발이 저리다고 생각하며, 실제로 혈액순환개선제나 한약을 오랫동안 복용한 과거력이 있다.

그러나 손발 저림의 원인은 다양하다. 환자에게 여러 각도로 문진을 하고 필요한 검사를 실시해보면 그 원인이 단순히 혈액순환장애에만 있는 경우는 매우 드물다는 사실을 발견할 수 있다.

손발 저림의 몇 가지 원인을 열거해보면, 사실상 가장 흔한 것은 목과 허리의 디스크나 척추관협착증이다. 목의 척추에서 나오는 신경은 어깨, 팔, 손끝까지 분포하고, 허리 척추에서 나오는 신경은 허리, 엉덩이, 다리, 발끝까지 분포하므로 이런 질환이 있을 때 손이나 발의 저림이나 냉증이 주증상으로 나타나는 경우가 있다.

또한 여성에게서 흔한 병으로 팔목터널증후군이라는 질병이 있다. 이 질환은 팔목에 신경과 인대가 지나는 터널이 있는데 이 공간이 어떤 원인으로 좁아져 그 터널을 지나는 신경의 염증이나 압박으로 인해 손이 저리게 되고, 심하면 손가락의 감각소실과 엄지손가락 근육의 위축을 보이기도 한다. 한편 당뇨병성 신경병증도 있다. 이는 주로 손과 발에 대칭적으로 감각신경의 장애가 나타나며 손끝과 발끝이 저리거나 시리고 따갑다. 당뇨가 발견된 시기와 비례해 서서히 진행되고, 한번 생기면 잘 없어지지 않는다.

기타 만성신부전, 간질환, 갑상선 기능저하, 알코올 중독자 중 티아민 결핍이나 비타민 $B_{12} \cdot B_6 \cdot E$ 결핍증, 항암제, 항경련제의 장기 복용 등이 원인이 되어 손발의 저림이 올 수도 있다. 또한 드물지만 종양의 전이로 인한 경우나 유전적 질환도 있다. 물론 양 손발의 저림 증상과 감각장애를 호소하는 질환 중 히스테리도 빼놓을 수 없고, 정신적으로 불안증이 있을 때도 이런 증상을 호소한다.

이렇듯 손발 저림이나 냉증을 동반하는 질병은 매우 다양한데, 그중 혈액순환장애가 원인이 되는 경우로는 동맥경화증에 의한 만성폐쇄성 동맥질환, 버거씨병, 레이노드병, 동상 등이 있다. 혈액순환장애가 오는 질환은 찬 곳에 노출되었을 때 손과 발이 창백해지고, 청색증, 홍조의 과정을 거치고, 상처가 생겼을 때 잘 낫지 않는 특징이 있다. 따라서 기타 신경장애로 인한 손발의 저림과는 구별된다.

결론적으로 손발 저림을 유발하는 원인은 다양하며, 일반적으로 생각하는 것처럼 혈액순환장애로 인한 경우는 흔하지 않으므로 정확한 원인을 찾아 그에 따른 치료를 하는 것이 중요하다.

➕ 치료법

신경통증 클리닉에서는 환자에게 자세한 문진과 이학적 검사를 실시하거나 필요할 경우 MRI 촬영, 근전도 검사, 혈관조영술 등으로 먼저 원인을 밝히고, 원인에 따라 치료접근을 한다. 목이나 허리 디스크나 척추관협착증의 경우 신경압박으로 인한 염증과 부종이 원인이므로 문제가 되는 신경의 치료를 통해 염증과 부종을 완화시키고 혈액순환을 증가시킨다.

팔목터널증후근은 압박받는 신경의 신경치료를 시행하는데, 증상이 심해 손가락 근육의 위축이나 손가락 힘이 약해지는 등의 증상이 있다면 수술을 권유한다. 기타 손발 저림이나 냉증이 전신질환으로 인한 것이라면 그 원인 질환을 치료하거나 조절하는 것이 중요하다.

또한 혈액순환장애가 주원인인 질병에 대해서는 기존의 약물요법에 비해 매우 큰 효과를 나타내는 비수술적 방법인 교감신경차단술을 이용해 혈관 확장을 유도함으로써 혈액순환을 원활하게 해준다.

✳ 핵심 포인트

손발 저림증과 냉증

손발 저림을 유발하는 원인은 다양하며, 일반적으로 생각하는 것처럼 혈액순환장애로 인한 경우는 흔하지 않아 원인에 따른 치료를 하는 것이 중요하다.

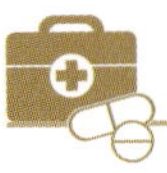

02 결림증

나쁜 자세·스트레스 등이 원인…… 정밀검사·바른생활 필요

➕ 원인

불편한 잠자리 후 목 뒤가 결린다는 직장인, 하루 종일 책상에만 앉아 있어 옆구리가 결린다는 수험생, 밀린 청소며 빨래를 했더니 어깨와 팔이 쑤시고 결린다는 주부 등등 이런 증상이 자주 반복되고 때로는 일상생활을 하기에도 고통스럽다면 결림증 자체에 대한 원인 규명을 해보아야 한다. 일련의 질병으로 인한 증상이기 때문이다.

'결린다'는 증상은 상당히 주관적이지만 좀 더 객관화시켜 말하면 다음과 같다. 근육 긴장이 계속되면 단단해진 근육 사이를 지나가는 혈관이 수축되어 혈액순환장애가 동반된다. 그 후 이로 인해 평소 대사가 원활하던 근육이 혈액 정체에 의한 불완전 대사로 근육의 에너지 부족을 일으키고, 유산 등의 통증 유발물질을 생산하여 나른함, 무거움증을 동반한 통증을 일으키는 것이다.

이런 근육 긴장을 가져오는 원인은 무엇일까? 장시간 동안 나쁜 자세를 취했을 때 또는 스트레스로 인해 근육, 특히 목과 어깨 근육이 과도하게 긴장되었을 때 이런 결림증이 잘 발생한다. 오랫동안 앉아서 근무하는 직장인이나 수험생 등의 경우 어깨 쪽에 근육 긴장이 오기 쉽고 목 뒤가 뻣뻣한 느낌이 들기도 한다.

이런 증상을 일컬어 근근막증후근이라 부르기도 하는데, 또 다른 원인으로는 목에서 나오는 경추신경의 압박(목디스크) 때문에 이런 증상이 올 수 있다. 따라서 이런 환자들이 병원에 오면 원인을 찾기 위해 환자의 신경학적 검사와 더불어 방사선 검사를 하게 되고 진단적 · 치료적 목적의 치료도 시도해본다.

✚ 증상

신경학적 검사결과 이상이 없으면서 오는 결림증은 대부분 근근막증후근에 포함된다. 하지만 어깨나 목 뒤가 결리는 경우 목에서 나오는 신경에 이상이 있을 수도 있고, 허리나 엉덩이나 다리 쪽이 결리는 증상이 있을 때는 허리 쪽에서 나오는 신경에 이상이 있는 경우도 적지 않다.

흔히 목이나 허리 부분의 디스크 또는 척추관협착증은 어깨 · 팔 · 다리 쪽으로 결리고 터질 것 같고 저린 증상 등을 나타낸다. 어떤 경우는 이러한 증상 없이 약간 결리는 증상만을 호소하는 경우도 있기 때문에 경우에 따라서는 MRI 등의 정밀검사가 필요하다.

옆구리나 허리가 결리고 가끔 다리도 당기는 듯한 증상은 급격히 운동을 많이 한 후라든지 좋지 않은 자세로 오랫동안 일을 하고 난 후 등에서 오는 근근막증후군인 경우도 있지만, 실제로 허리 부분의 신경학적 이상을 동반하는 경우는 드물지 않다. 이렇듯 단순히 '결린다'는 증상은 많은 의미를 내포한다고 할 수 있다.

➕ 치료법

결리는 상태가 자주 반복된다든지 휴식과 가벼운 운동, 사우나, 핫백 등의 물리요법 등으로도 결림증이 해결되지 않고 장기간 지속된다면 정밀진단을 받아 조기에 근본적인 원인 치료를 받는 것이 중요하다. 시기를 놓치게 되면 목이나 허리에 대한 척추수술을 해야 하는 상황으로 발전할 수 있다.

병원에서의 치료도 중요하지만 원인이 되는 상태를 악화시키지 않도록 환자 자신의 생활태도 변화와 바른 자세, 규칙적인 운동습관, 체중 조절 등은 더욱 중요한 결림증 예방대책이라 할 수 있다. 신경통증 클리닉에서는 이런 환자들에게 질병 정도에 따라서 유발점 치료, 경막외강 치료, 추간관절 치료, 신경근 치료를 구분하여 시행함으로써 근치시키고 있다.

✳ 핵심 포인트

결림증

결림증은 대부분 근육 긴장에 의한 근근막증후군에 해당되지만, 어깨나 목 뒤가 결리는 경우 목에서 나오는 신경에 이상이 있을 수 있고, 허리나 엉치 및 다리 쪽이 결리는 경우 허리에서 나오는 신경에 이상이 있을 수 있다.

---

03 수험생의 건강관리

스트레스, 나쁜 자세가 디스크로 발전…… 굳어진 근육 풀어야

➕ 원인 및 증상

수험생들은 공부할 때 오랜 시간 긴장된 상태로 허리를 많이 구부리고 머리를 숙이는 자세를 취하기 때문에 뒷목이나 어깨근육이 굳어져 뻐근하게 통증을 동반하는 근근막증후근이나 목·허리 디스크 등이 발생하기 쉽다.

우선 긴장된 상태로 오랜 시간 머리를 숙이는 자세를 취하게 되면 뒷목이나 등이나 어깨근육이 지나치게 긴장하면서 근육이 뭉쳐지고 혈액순환이 안 되기 쉽다. 그리고 그 부위에 젖산이나 칼륨 같은 통증을 일으키는 물질이 축적되면서 통증이 유발되는 근근막증후근이 생기게 된다. 이런 나쁜 자세(머리와 허리를 많이 구부리고 앉는 자세)를 오랫동안 지속시키면 목디스크나 허리디스크로 발전할 수도 있으므로 주의해야 한다.

✚ 치료법

1) 치료법

① 근근막증후군 : 통증 유발점을 찾아내 그곳에 신경치료를 함으로써 굳어진 근육을 풀어주고 혈액순환을 원활하게 해준다.

② 목과 허리 디스크 : 디스크로 눌려진 신경에 신경치료를 함으로써 신경이 부은 것을 가라앉히고 신경의 염증을 없애주어 근육을 이완시키고 혈액순환을 원활하게 해준다.

2) 올바른 자세

① 방바닥에 앉지 말고 의자에 앉아 공부하는 것이 좋다.

② 의자에 앉을 때는 고개를 똑바로 하고 턱을 당긴 상태에서 엉덩이를 의자 깊숙이 직각으로 앉는 것이 좋다.

③ 1시간에 5분 정도는 의자에서 일어나 가벼운 목 운동과 허리 운동을 하는 것이 좋다.

3) 기타 생활습관

① 하루에 30분 정도 전신운동이 되는 수영, 조깅, 에어로빅, 경보 등을 한다.

② 하루에 10~20분 온탕을 하여 긴장된 근육을 풀어주고 혈액순환을 도와준다.

③ 체중이 늘면 척추나 관절 및 근육에 무리가 가게 되므로 적당

한 체중을 유지한다.

④ 적당한 비타민 섭취(비타민 B복합체, 비타민 C) 등 영양분을 골고루 섭취한다.

4) 가벼운 체조방법

① 전신 이완

앉거나 선 자세에서 팔을 머리 위로 돌려 올린 상태에서 숨을 길게 들이쉬고 다시 팔을 내리면서 숨을 내쉰다.

② 목 운동

똑바로 앉은 자세에서 허벅지에 손을 대고 머리를 부드럽게 뒤로 넘긴 후 턱을 아래 방향으로 천천히 최대한 내린다.

ㄱ. 앞이마에 손바닥을 대고 손바닥 쪽으로 이마를 밀듯이 힘을 주되 목은 움직이지 않는다.

ㄴ. 옆머리 귀 위쪽으로 손바닥을 대고 손바닥 쪽으로 머리를 밀어내듯 힘을 주되 목은 움직이지 않는다. 이것을 좌우로 각각 시행한다.

✳ 핵심 포인트

수험생의 건강관리

오랜 시간 긴장된 상태로 허리를 구부리고 머리를 숙이는 자세를 취하기 때문에 근근막증후군이나 목·허리 디스크가 생기기 쉬우므로 올바른 자세를 취하고 스트레칭과 온탕욕을 자주 하는 것이 좋다.

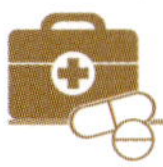

04 겨울철 노인성 신경통

척추압박골절상으로 기능 저하…… 목욕 통해 노폐물 제거해야

✛ 원인 및 증상

날씨가 차가워지는 초겨울 문턱에 들어서면 몸을 움츠리게 되고, 활동량이 줄어들면서 생활의 리듬이 깨져 각종 신경통이 고개를 들기 시작한다.

우리 신체는 자율신경계 중에서 특히 교감신경계의 작용으로 추운 곳에 노출되면 피부로 가는 혈관을 수축시켜 몸에서 열이 발산되어 나가는 것을 방지하고, 골격근을 떨게 해 몸에서 열의 생산을 증진시켜 체온을 정상적으로 유지시킨다. 이와 반대로 따뜻한 곳에서는 피부의 혈관을 확장시키거나 땀을 흘려 말초에서의 체열 발산을 촉진시켜 역시 체온을 정상적으로 유지시키고 있다.

다시 말해 우리의 신체가 추운 곳에 노출되면 혈액순환이 잘 안 되면서 근육이 긴장해 뭉쳐지게 되어 근육통, 오십견, 목과 허리 디스크 등 각종 신경통이 발생하기 쉽다. 또한 얼굴에 칼로 찌르는 듯 격심한 통증으로 고생하는 삼차신경통 환자 중에는 몇 개월에서 몇 년 동안 갑자기 통증이 사라지는 무통기간이 있는데, 날씨가 추워질 때 무통기간이 끝나면서 다시 격심한 통증이 되살아나게 된다. 이와 같이 신경통은 날씨가 추워지면 악화되는 경향이 있다.

우리의 신체는 30세가 넘으면서 모든 기능이 매년 0.8~0.9%씩 저하되기 때문에 노인에게서는 이런 각종 신경통이 더욱 발생되기 쉽다. 특히 노인들은 이런 신체의 기능 저하로 균형을 잃기 쉬워 잘 넘어지게 되고, 또 뼈가 약하기 때문에 쉽게 골절상을 입게 된다.

노인들이 갑자기 등과 허리 또는 앞가슴과 배에 격심한 통증을 느껴 움직이지 못하는 상황에서 응급실에 실려 왔을 때 내과적인 검사 결과가 정상인 경우에는 거의 대부분 척추압박골절상이라는 진단을 받는다. 이런 경우는 넘어지거나 외상 없이 골다공증으로 인해 자연적으로 발생하는 예도 많다.

✚ 치료법

신경통증 클리닉에서는 각종 신경통 환자에게 통증을 일으키는 신경을 찾아 신경이 부은 것을 가라앉혀 주고 신경의 염증을 없애주며 뭉쳐진 근육을 풀어주고 혈관을 확장시켜 혈액순환을 도와주는 등 네 가지 치료를 시행하고 있다.

치료보다 중요한 것이 예방이다. 골다공증 예방을 위해 칼슘 성분이 많이 함유되어 있는 음식을 섭취하고, 생활의 리듬을 잃지 않도록 규칙적인 생활을 해야 한다. 다시 말해 날씨가 춥다고 너무 움츠리는 자세를 취하지 말고, 긴장을 풀고 허리와 어깨를 펴고 바른 자세를 취하는 것이 중요하다.

다음으로는 운동을 하는 것이 중요하다. 특히 전신운동인 수영, 등산, 조깅, 가벼운 에어로빅, 경보 등을 매일 한 시간 이상 해야 한다. 이때 땀이 나지 않으면 운동량이 부족한 것이다.

또한 운동이 끝나면 샤워만 하지 말고 10~20분 동안 온탕에 들어가 땀을 빼 긴장된 근육을 풀어주고 혈액순환을 좋게 해줘 근육 속에 축적된 통증을 유발시키는 노폐물을 없애주는 것이 중요하다. 마지막으로 체중이 늘면 척추나 관절에 무리가 가기 때문에 적절한 체중을 유지해야 한다.

> ✱ 핵심 포인트
>
> **겨울철 노인성 신경통**
> 날씨가 추워지면 혈액순환이 잘 안 되면서 근육이 긴장해 뭉쳐지고 각종 근육통, 오십견, 목과 허리 디스크 등 신경통이 발생하기 쉽다.

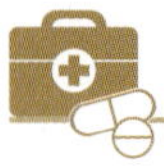

05 밸런스 테이핑 요법

아픈 곳에 테이프 부착······ 긴장된 근육에 이완력 발휘

밸런스 테이핑은 병변을 일으킨 근육에 테이프를 적절히 붙여 긴장된 근육에 이완력을 발휘하고, 병변으로 약해진 근육을 수축하게 함으로써 주변근육과 균형을 이루어 증상을 개선시키는 치료법이다. 다시 말하면 테이프가 우리 인체 내에 흐르는 전기적 반응을 조절하는 역할을 하는 것이다.

테이핑은 정형외과적 질환과 스포츠로 손상된 질환의 치료에 다양하게 사용되고 있다. 그러나 테이핑은 단순한 고정 차원이 아닌 근육과 피부 그리고 내부 장기와의 상호 메커니즘에 근거를 두고 있는 생리적이며 역동적인 근골격계의 치료방법이라 할 수 있다.

적응증은 다음과 같다.

① 모든 연부조직 병변(근, 건, 인대, 관절, 디스크 등)의 기능 이상과

통증 치료

② 예방적 가치 : 치료의 유지뿐만 아니라 각종 통증의 예방효과

③ 근력의 강화 : 테이핑 상태에서의 운동은 근육이완은 물론 근력 강화에 몇 배의 효과를 보인다.

④ 스포츠로 인한 손상 치료와 기능 증진

인체 중 근골격계의 모든 질환이나 일부 내장질환 등은 일정 기간 이상 지속되면 연관된 관절 주변의 근·건·인대에 역학적 변화까지 초래된다.

또한 자세이상이나 좋지 않은 방향으로의 반복되는 운동, 갑작스럽고 과도한 스트레스, 지속적 과긴장 등으로 인한 역학적 변화는 특정 질환을 야기시킬 수 있다. 이와 같은 상황에서 테이핑 요법은 피부에 부착된 테이프의 피부 자극이 지나치지 않고 부드럽게 근 수축을 일으켜 주변과 조화를 이루지 못하고 있는 근육에 균형을 되찾아 준다.

피부의 기분 좋은 자극은 말초적으로는 근육을 이완시키고 혈액순환을 촉진하는 효과를 보인다. 그 이유 중 하나는 혈관을 지배하는 혈관 운동신경이 자극받거나 히스타민과 아세틸콜린의 분비가 증가되어 혈관이 확장되기 때문이다.

테이핑은 혈관운동 반사와 기계적 자극효과로 혈액과 림프의 순환이 원활해지고 이로 인해 부종의 경감효과도 가져온다.

테이핑 치료의 장점은 다음과 같다.

① 치료 중 통증이 없다.

② 테이프를 접착한 기간 중에는 편안함을 느낀다.

③ 치료가 24시간 또는 며칠 동안 지속된다.

④ 언제 어디서든 사용 가능하다.

⑤ 쉽게 제거할 수 있다.

⑥ 적응증이 다양하다.

⑦ 증상에 대한 분석방법에 근거하므로 정확한 병명을 얻지 못한
  경우도 치료효과가 있다.

치료의 단점은 테이프에 따라 알레르기가 심하거나 따가운 느낌이
들면 환자로 하여금 거부반응을 일으키게 된다는 것이다. 따라서 환
자에게 다음과 같은 내용을 설명해준다.

① 많이 가려우면 테이프를 떼어낼 것

② 통증이 더 심하거나 짜증이 나면 테이프를 떼어낼 것

③ 테이프를 떼어낼 경우 천천히 떼거나 또는 물에 적신 후 뗄 것

④ 털이 많은 환자는 가능하면 세이빙을 할 것. 때로 모낭염이 생
  길 수 있다.

테이핑은 그 적응증이 다양하고 안전하므로 적절히 사용하면 질환

의 보조요법으로 중요한 역할을 담당할 수 있다. 그래서 신경통증 클리닉에서는 신경치료와 더불어 테이핑 요법이 필요한 환자에게 보조 치료법으로 이용되고 있다.

밸런스 테이핑 요법
긴장된 근육에 이완력을 발휘하고 병변으로 약해진 근육을 수축하게 함으로써 주변근육과 균형을 이루어 증상을 개선시킨다.

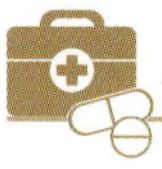

06 봉독요법

꿀벌 독 잘만 쓰면 '특효약'…… 류머티즘과 같은 염증질환에 효과적

약리학 책의 서문을 보면 "모든 약은 독이다"라는 구절을 접하게 된다. 모든 약은 인체에 득이 되는 면이 있지만, 경우에 따라서는 해로움을 줄 수 있기 때문에 적당한 약의 선택과 적절한 양의 사용이 중요하다는 뜻이다.

현대에는 약리학의 발달로 암을 정복하는 약을 만들기 위한 시도도 진행되고 있다. 하지만 아직도 해결되지 않는 부분이 많이 있다. 역시 한쪽으로 득이 되면 한쪽으로는 해가 되는 면이 있기 때문이다.

몇몇 곤충의 독 또한 인간의 질병에 약으로 이용되는 예가 있다. 봉독이란 꿀벌의 독을 특별한 방법으로 추출해 약품화한 것이다. 사실 이런 추출기술이 발달되기 전부터 민간요법으로 벌침이 많이 이용되어왔고 지금도 이용되고 있다.

인류 역사상 봉독을 사용한 연대는 분명하지 않으나 몇천 년 전부터 하나의 민간요법으로 내려온 것만은 사실이다. 의학의 아버지로 불리는 히포크라테스(Hippocrates)는 봉침의 사용을 기록으로 남겼고, 봉독을 '신비한 약(Arcanum)'이라 불렀다. 그밖에도 여러 역사서에서 봉독의 치료효과에 대해 기술하고 있다.

또한 많은 나라에서 오래 전부터 전해 내려오는 이야기를 살펴보면, 꿀벌과 벌꿀이 전통적으로 가정약으로 사용된 것을 알 수 있다. 우리 의학계에서도 봉독을 몇몇 특정 질병에 응용해왔다.

질병 중에는 만성적인 경로를 거쳐 점차 악화되고 치유되지 않는 것이 있다. 예를 들면 류머티즘, 다발성 경화증이나 강직성 척추염 등의 자가면역질환 등이 그렇다. 류머티즘은 잘 알려진 질환인 데 비해 다발성 경화증이나 강직성 척추염 등은 흔하지 않은 질환이다. 이런 병은 진단을 받고도 이렇다 할 치료방법이 없는 질환이므로 환자가 괴로워하는 만큼 의사들도 괴로움을 느낀다.

류머티즘은 만성적·전신적인 염증성 질환으로 관절이나 인대, 활액막 내의 비세균성 염증반응이 장기간 나타나면서 관절통이나 종창의 악화와 호전을 반복하는 질환이다. 경우에 따라서는 간헐적인 발열 등 전신증세가 나타나기도 하며 전신쇠약이 동반될 수 있다.

강직성 척추염이란 골화성 골반 척추염 또는 류마토이드 척추염이라 불리기도 하는데, 척추인대의 골화가 특징적인 질환이다. 보통은 천장관절에서부터 시작해 요부, 흉부 그리고 경부 척추순으로 몇 년 내지 몇십 년에 걸쳐 서서히 진행되어 척추가 완전히 굳어버리는 질환이다. 심한 경우 척추가 한 덩어리의 뼈가 되는 수도 있다.

환자의 3분의 1 정도는 척추 이외의 관절에도 병소를 나타낸다. 그 중 고관절이 가장 잘 침범되는 관절인데, 관절 이외에도 눈·폐·심장·전립선에도 병변을 보이는 수가 있다. 이런 환자들은 초기에 보통 기상 후 모호한 요추부 동통과 경직을 느끼는데 운동을 하면서 경감되는 경향이 있지만, 점차 흉추나 경추로 진행해 올라가면서 목을 돌리기도 어렵게 된다.

다발성 경화증이란 신경계의 만성 염증성 질환으로 신경의 탈수초화에 의해 침범되는 부위에 따라 다양한 임상증상이 나타난다. 이는 흔한 증상으로 한 군데 또는 여러 부분의 쇠약과 시신경염으로 인해 시야가 선명하지 않고 겹쳐 보이며, 사지 쇠약으로 운동시 피로가 쉽게 발생하고 계단 오르기가 힘들어지기도 한다.

이런 질환은 모두 분명히 밝혀지지 않은 자가면역질환이다. 이러한 질병의 치료 목표는 첫째, 병의 진행을 막는 것이고, 둘째, 현재 나타난 증상을 치료하는 것이다. 그러나 현대의학으로는 아직 이렇다 할 치료제를 개발하지 못하고 있는 실정이다. 이러한 난치병에 자연에서 얻은 꿀벌의 독을 이용하는 것은 조금은 희망적인 시도라고 할 수 있다.

봉독의 약효는 크게 면역계에 대한 작용과 항염증 작용이라고 할 수 있다. 봉독은 우리 몸의 면역계를 자극해 질병과 싸워 이길 수 있게 함으로써 생체 방어력을 키워준다. 또한 봉독 내에 함유된 멜리틴과 아파민, 아돌레핀 등은 강력한 항염증 작용이 있는 것으로 알려져 있다. 앞에 소개한 질환들의 공통점이 면역계 이상의 만성 염증성 질환이므로 봉독의 약리학적 특성을 살려 치료해볼 가치가 있다.

신경통증 클리닉을 찾아오는 환자의 다수는 어디를 가도 해결하지 못하는 통증과 고통으로 괴로워하는 환자들이다. 그들에게 우리가 흔히 행하는 신경치료뿐 아니라 봉독치료는 하나의 새로운 치료법으로, 정확한 진단과 근거를 바탕으로 치료할 경우에는 환자에게 좋은 해결책이 되리라 생각한다.

> **✳ 핵심 포인트**
>
> **봉독요법**
> 봉독의 약효는 면역계에 대한 작용 및 항염증 작용이라고 할 수 있다.

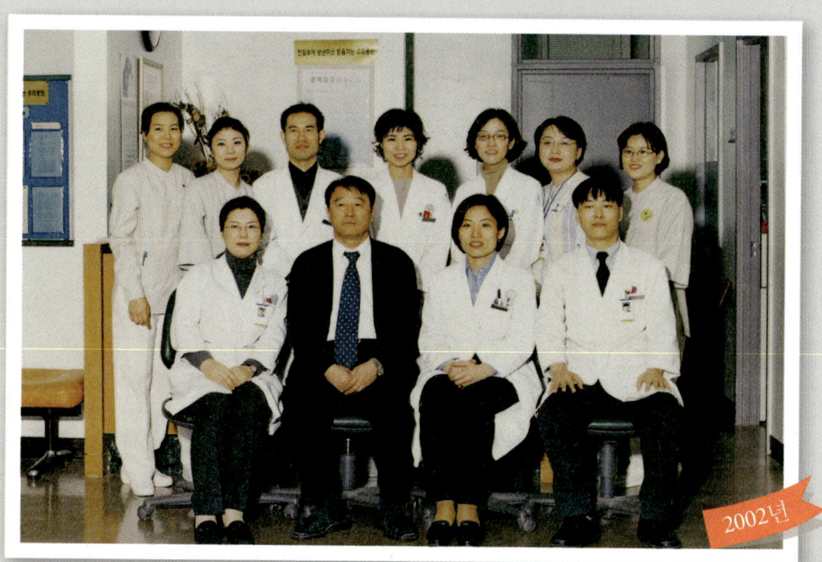

2002년

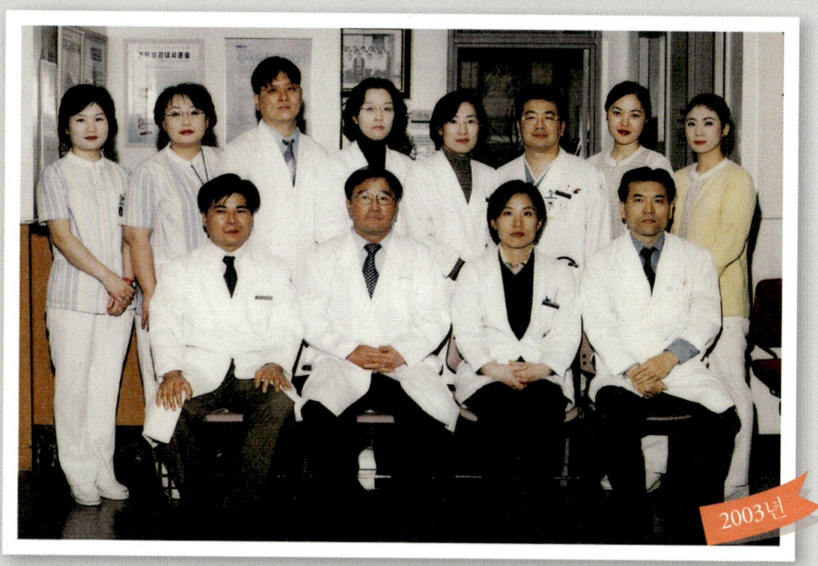

2003년

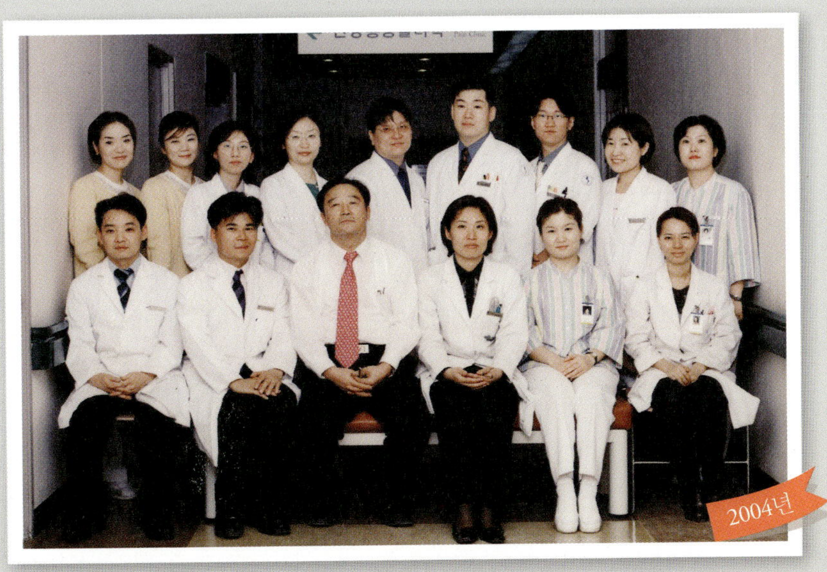

2004년

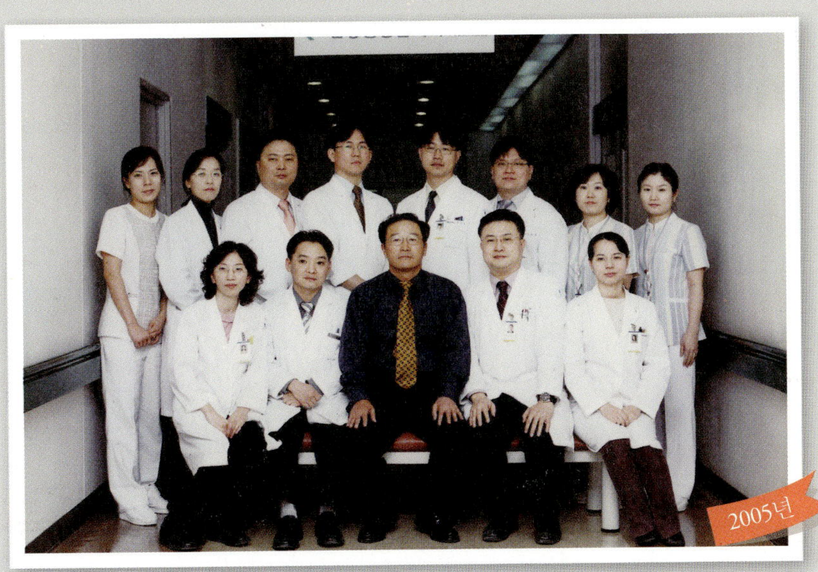

2005년

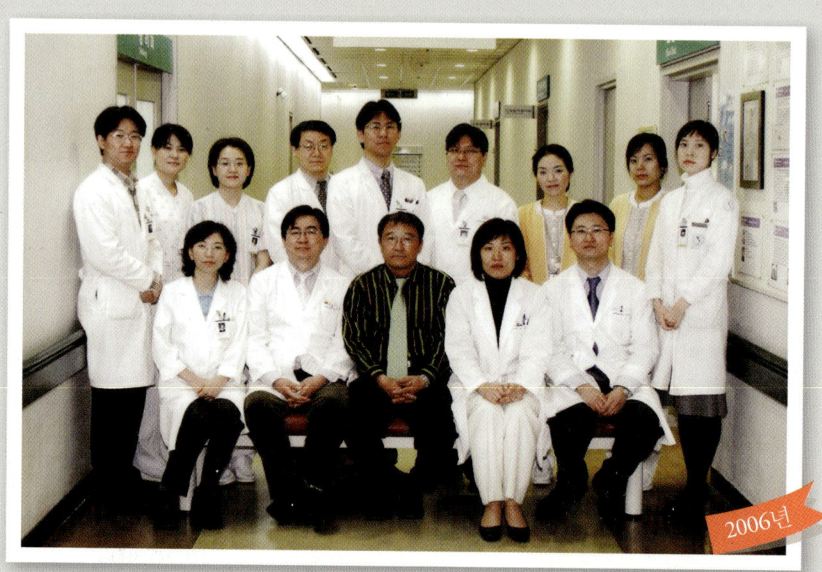
2006년

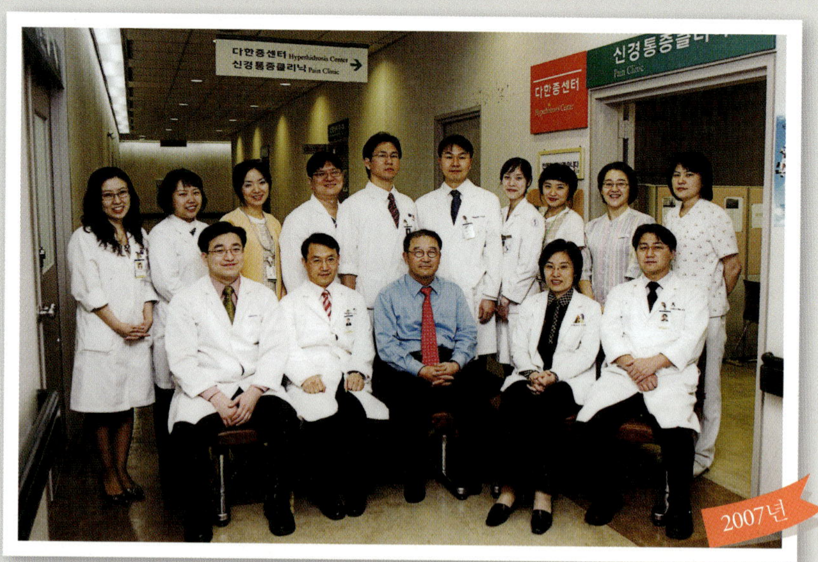
다한증센터 Hyperhidrosis Center
신경통증클리닉 Pain Clinic
다한증센터
Hyperhidrosis Center
신경통증클리닉
Pain Clinic
2007년

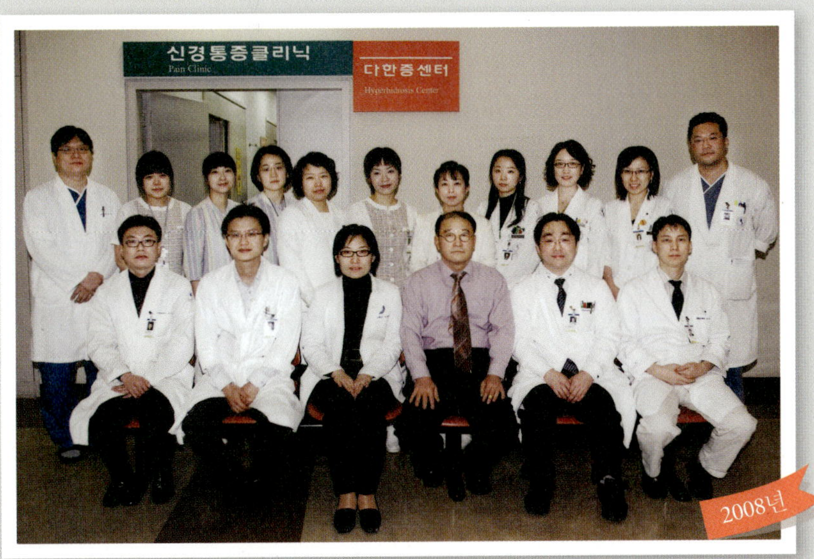

신경통증클리닉
Pain Clinic
다한증센터
Hyperhidrosis Center
2008년

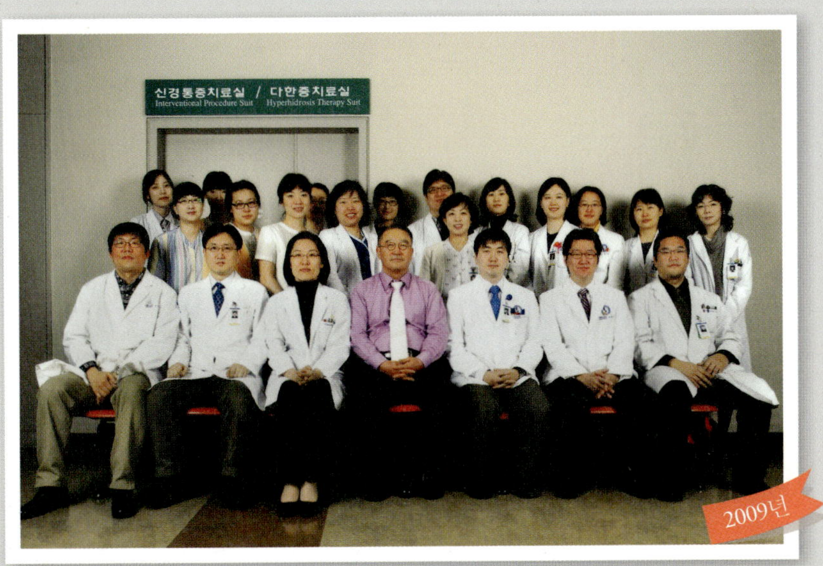

신경통증치료실 / 다한증치료실
Interventional Procedure Suit   Hyperhidrosis Therapy Suit
2009년

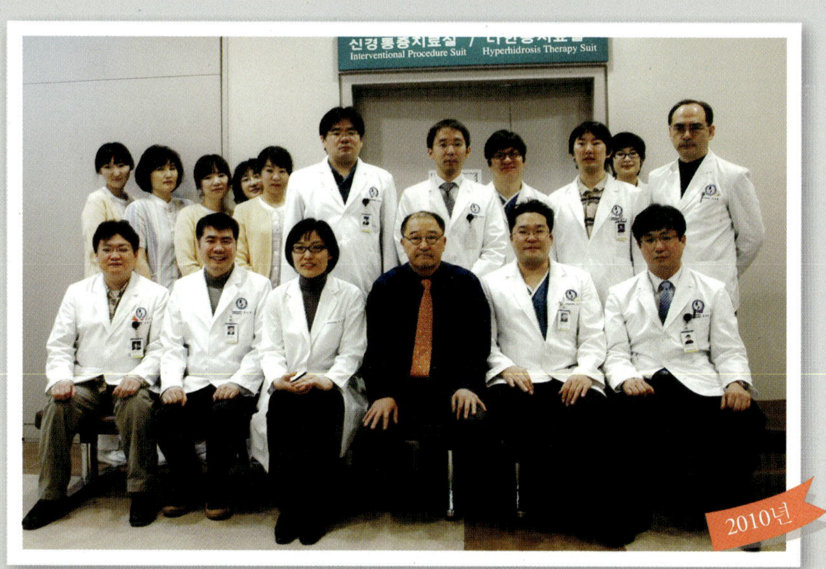

신경통증치료실 / 다한증치료실
Interventional Procedure Suit   Hyperhidrosis Therapy Suit
2010년

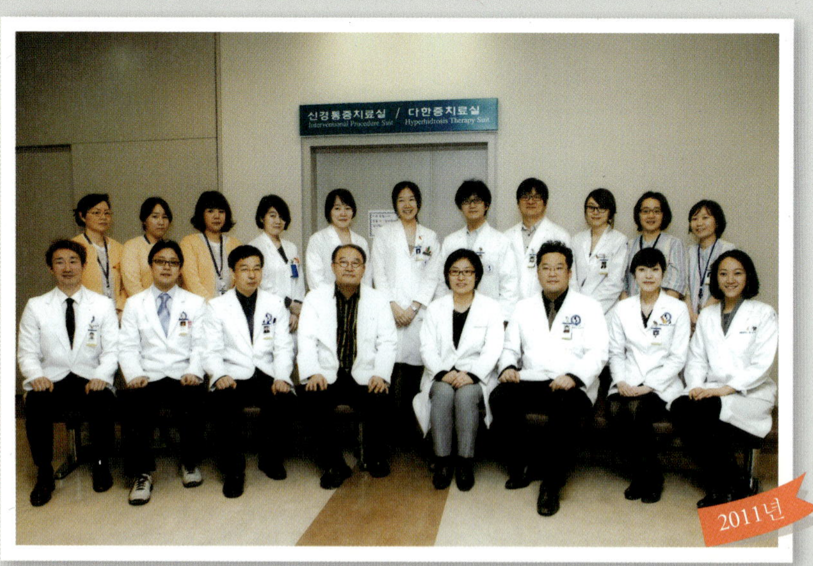

신경통증치료실 / 다한증치료실
Interventional Procedure Suit   Hyperhidrosis Therapy Suit
2011년

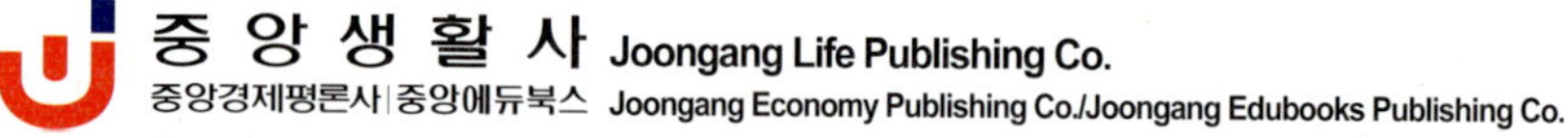

중 앙 생 활 사 Joongang Life Publishing Co.

중앙경제평론사ㅣ중앙에듀북스 Joongang Economy Publishing Co./Joongang Edubooks Publishing Co.

중앙생활사는 건강한 생활, 행복한 삶을 일군다는 신념 아래 설립된 건강 · 실용서 전문 출판사로서
치열한 생존경쟁에 심신이 지친 현대인에게 건강과 생활의 지혜를 주는 책을 발간하고 있습니다.

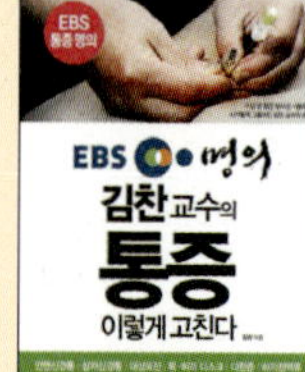

EBS 명의 김찬 교수의 통증 이렇게 고친다

초판 1쇄 발행 | 2014년 11월 20일
초판 3쇄 발행 | 2018년 12월 20일

지은이 | 김찬(Chan Kim)
펴낸이 | 최점옥(JeomOg Choi)
펴낸곳 | 중앙생활사(Joongang Life Publishing Co.)

대 표 | 김용주
기 획 | 박종운
책임편집 | 김미화

출력 | 케이피알 종이 | 에이엔페이퍼 인쇄 | 케이피알 제본 | 은정제책사

잘못된 책은 구입한 서점에서 교환해드립니다.
가격은 표지 뒷면에 있습니다.

ISBN 978-89-6141-147-9(13510)

등록 | 1999년 1월 16일 제2-2730호
주소 | ⑂ 04590 서울시 중구 다산로20길 5(신당4동 340-128) 중앙빌딩
전화 | (02)2253-4463(代) 팩스 | (02)2253-7988
홈페이지 | www.japub.co.kr 블로그 | http://blog.naver.com/japub
페이스북 | https://www.facebook.com/japub.co.kr 이메일 | japub@naver.com
♣ 중앙생활사는 중앙경제평론사 · 중앙에듀북스와 자매회사입니다.

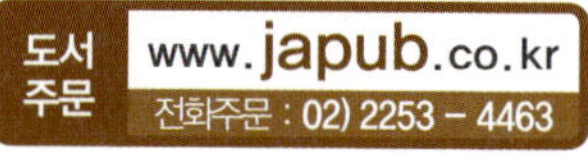

※ 이 도서의 국립중앙도서관 출판시도서목록(CIP)은 서지정보유통지원시스템 홈페이지(http://seoji.nl.go.kr)와
국가자료공동목록시스템(http://www.nl.go.kr/kolisnet)에서 이용하실 수 있습니다.(CIP제어번호: CIP2014029975)